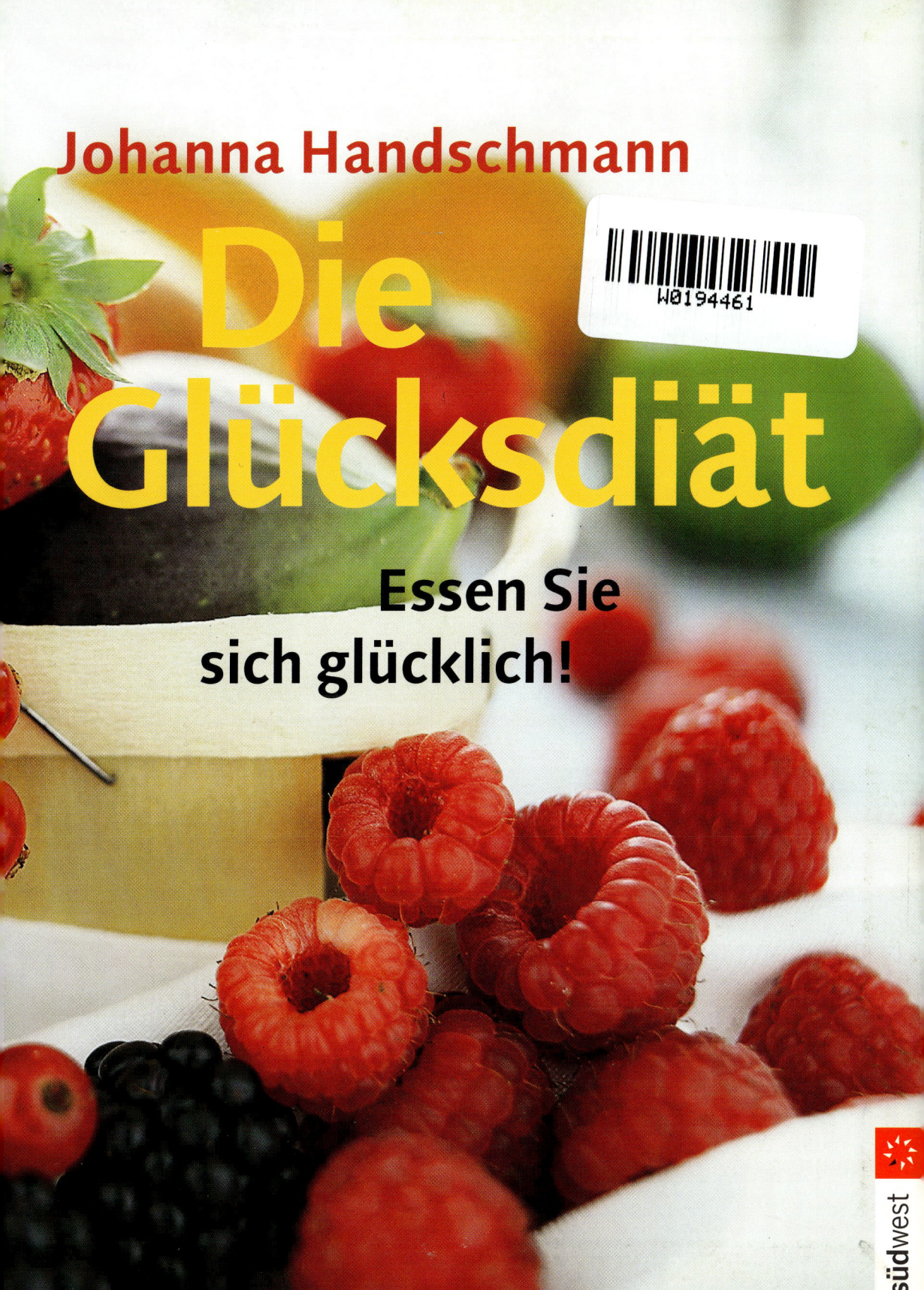

Johanna Handschmann

Die Glücksdiät

Essen Sie sich glücklich!

W0194461

südwest

Inhalt

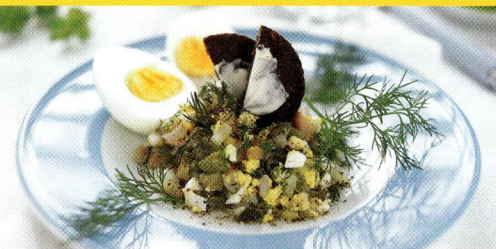

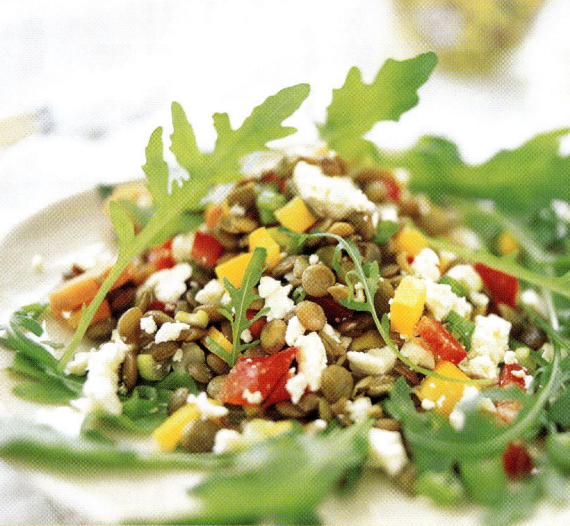

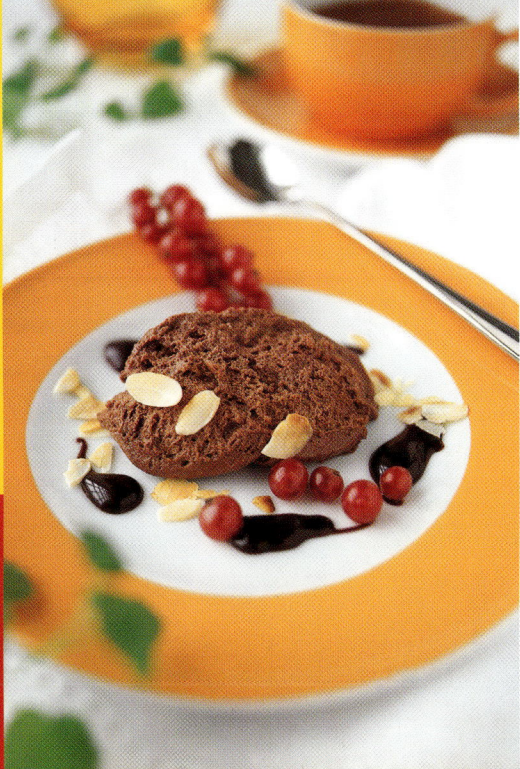

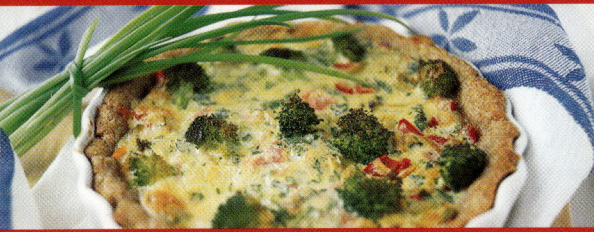

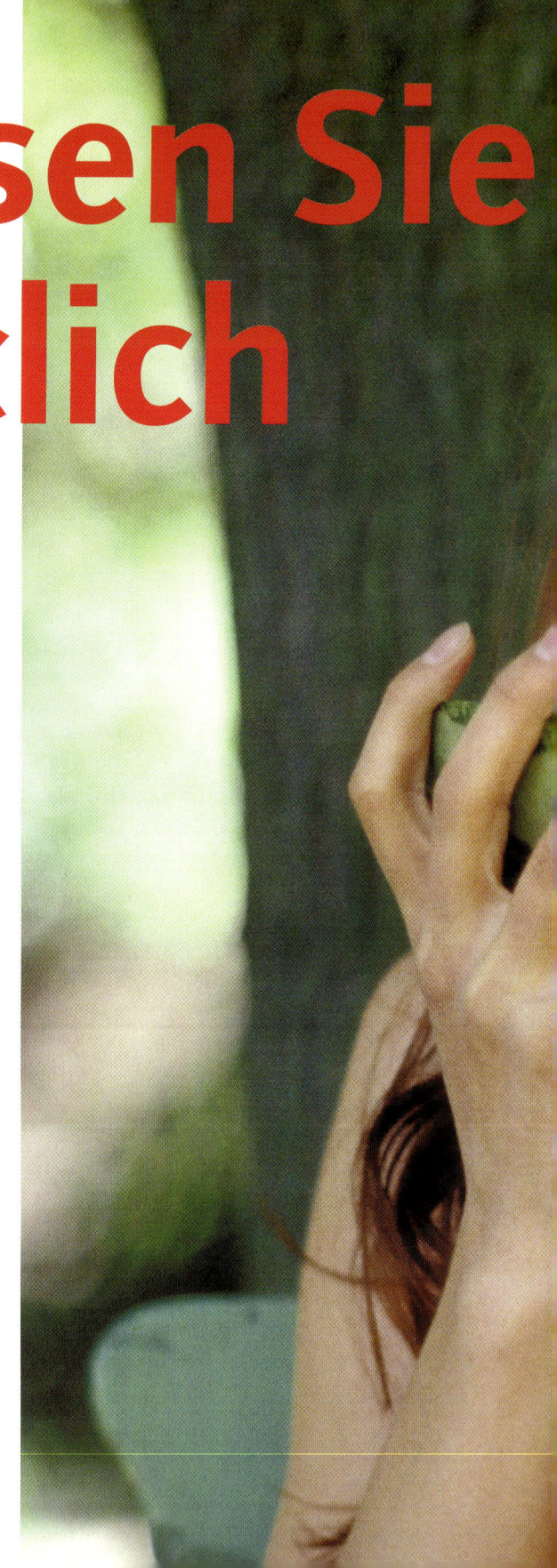

Essen Sie glücklich

Abnehmen mit Wohlfühlfaktor

Die Glücksdiät ist ein ausgewogenes, optimales Ernährungsprogramm, das sich an den neuesten Erkenntnissen aus der Ernährungs- und Hormonforschung orientiert. Wer sich nach den Empfehlungen der Glücksdiät ernährt, wird sein Gewicht einfach und unkompliziert halten können und dabei rundum ausgeglichen glücklich sein.

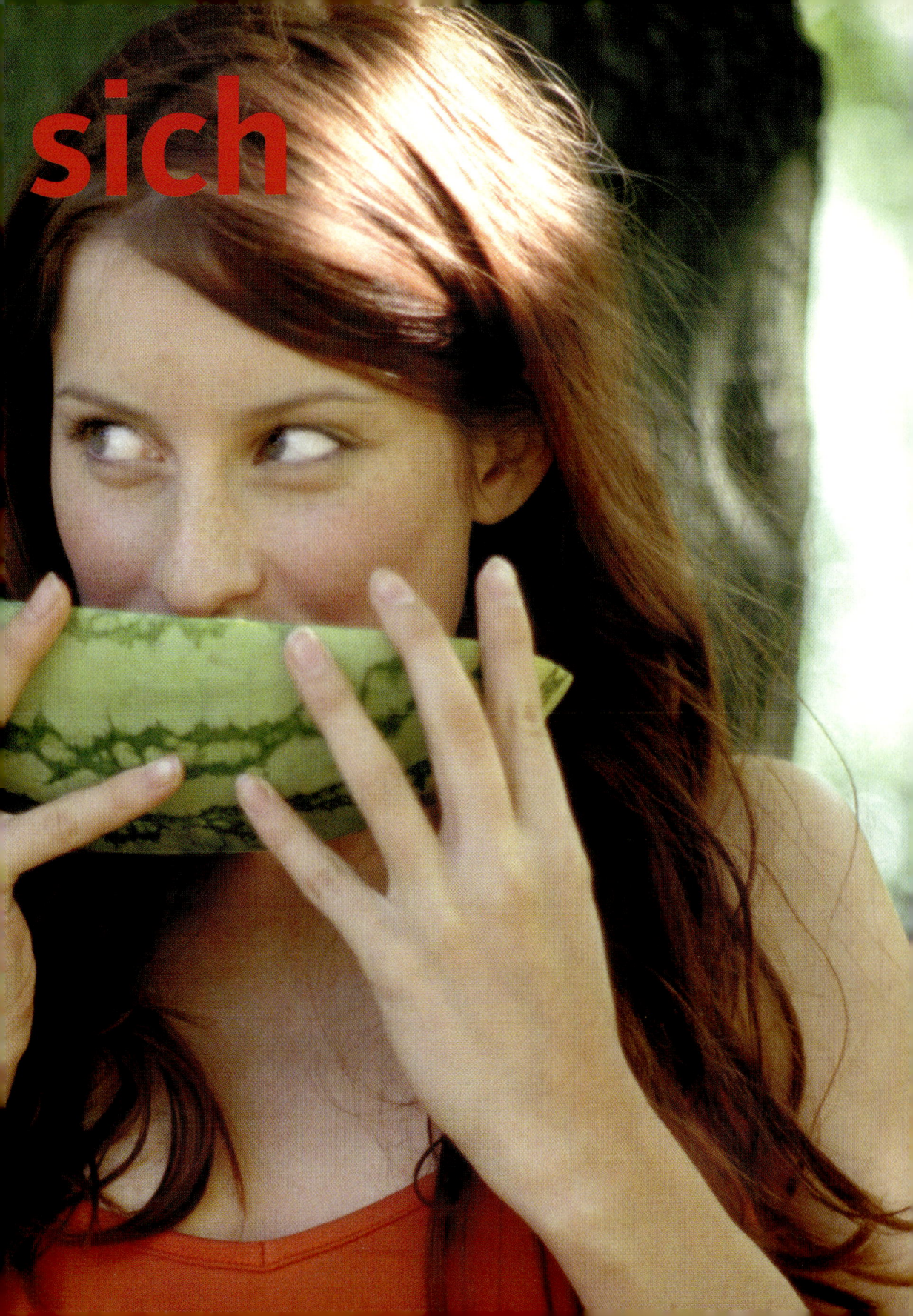

sich

Die Glücksdiät setzt eine Kettenreaktion von Glückseffekten in Gang. Bei der Diät werden Nahrungsmittel bevorzugt, die sowohl Grundstoffe für die Produktion der Glückshormone, als auch Mikronährstoffe liefern – Cofaktoren bei der Bildung. Gleichzeitig fördern diese Lebensmittel den Fettabbau.

GRUNDREGELN DER
GLÜCKSDIÄT

Die Glücksdiät ist eine Ernährung, die einfach glücklich macht,

- weil sie jede Menge Glück bringende Stoffe liefert und deren Bildung anregt
- weil sie vital macht und jung erhält
- weil sie schlank macht und man damit die schlanke Linie halten kann,
- weil man sich immer satt essen kann.

Zusammen mit kontrolliertem Fettkonsum, reichlichem Verzehr von Basen bildenden Nahrungsmitteln und der richtigen Eiweißauswahl, kombiniert mit einem stoffwechselanregenden Maß an Bewegung, ist die Glücksdiät ein umfassendes und in dieser Kombination neuartiges Ernährungskonzept. Es ist für jeden geeignet und kombiniert alle wesentlichen ernährungs- und stoffwechselspezifischen Vorgänge zur Gewichtsregulierung. Dieses Ernährungsmodell zeigt Richtlinien für eine gesunde, zeitgemäße, schlank machende Ernährung auf, bei der man sich rundum wohl und glücklich fühlt. Es handelt sich um keine neue Diät im engen Sinne, sondern eher um einen Wegweiser für eine vollwertige Ernährung, mit der man durch sinnvolle Nahrungsmittelauswahl und -kombination abnehmen bzw. sein Gewicht halten kann. Und dabei muss nichts berechnet werden, man

INFO

Natürlich braucht es einige Tage, bis die positiven Veränderungen durch die Glücksernährung ihre Wirkung zeigen, und einige Wochen, um ein paar Pfunde zu verlieren. Sie werden aber sicher bald, nachdem Sie mit der »Glücksdiät« begonnen haben, erste Unterschiede bemerken: Vor allem die Wirkung der Glückshormone setzt schon dann ein, wenn Sie die notwendigen »Zutaten« in Ihrem Speiseplan berücksichtigen. Werden Sie süchtig nach den Glückshormonen.

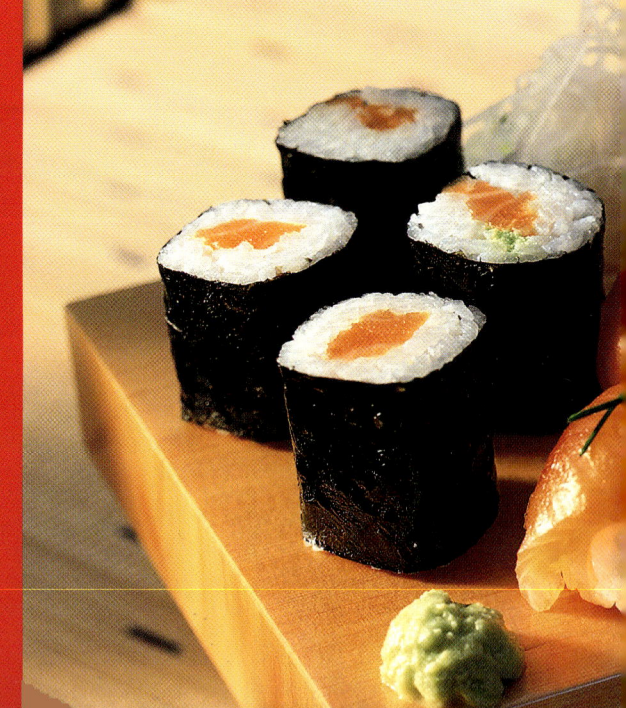

orientiert sich bei den empfohlenen Nahrungs-
mittelmengen im Wesentlichen an den ein-
fachen Vorgaben der Tabelle auf Seite 18/19.
Dabei spielt der so genannte glykämische Index
(GI) eine große Rolle. Er gibt an, wie stark der
Blutzuckerspiegel nach dem Verzehr von Kohlenhydraten ansteigt.Lebensmittel mit hohem
GI treiben den Blutzuckerspiegel ungesund in
die Höhe und sind in der Tabelle auf S. 18/19
unter der Rubrik »selten zu verzehren« zu finden.
Zusammen mit regelmäßiger körperlicher Betätigung, am besten moderatem Ausdauersport,
fühlen Sie sich wohl, werden fitter statt fetter
und vor allem wieder zufriedener mit sich und
Ihrem Körper. Das ist auch eine wichtige Voraussetzung, um richtig glücklich zu werden.

Richtig kombiniert

Mit der Glücksdiät darf man sich richtig satt
essen, und zwar mit allen Arten von Gemüse,
mit Salaten und Hülsenfrüchten, die als Beilage
zu den eiweißhaltigen Nahrungsmitteln, im
Wesentlichen Fleisch, Fisch, Ei und Milch-
produkte, serviert werden.
Fette sollten Sie sparsam verwenden. Stärkehal-
tige Nahrungsmittel wie Nudeln, Kartoffeln
oder Reis werden am besten immer mit ballast-
stoffhaltigen Nahrungsmitteln und ausgewogenen Mengen an Eiweißhaltigem kombiniert.

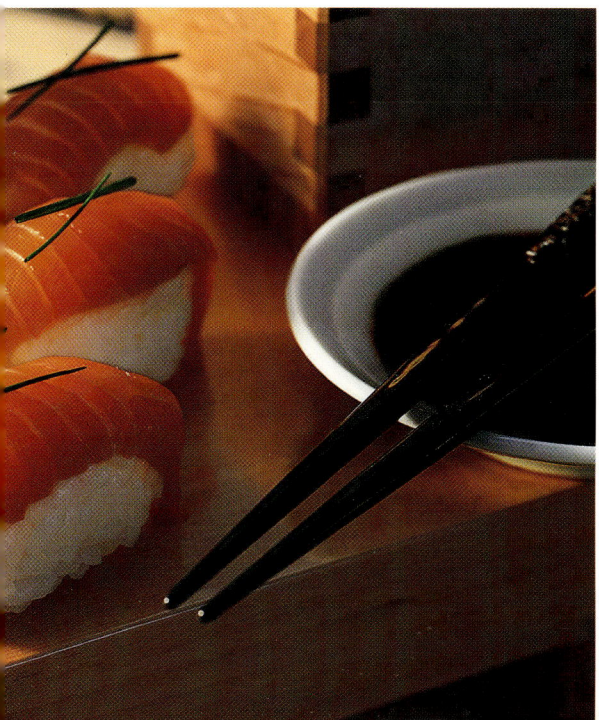

Glücksernährung bedeutet Wohlbefinden, Glück und Zufriedenheit durch
- ideale Steuerung der Körpervor-
  gänge (ausreichend Hormone)
- optimale Versorgung des Körpers
  mit zellschützenden Nährstoffen
- Erreichen eines optimalen glyká-
  mischen Indexes mit den Mahlzeiten
- dauerhafte Gewichtsreduktion
- Stärkung der Immunkräfte und der
  Magen-Darm-Gesundheit
- Erhöhung der Leistungsfähigkeit

TIPP

Schritt für Schritt glücklich abnehmen

Wenn Sie sich nach der Glücksdiät ernähren, bei
der Sie keine Kalorienbeschränkungen beachten
müssen, nehmen Sie in kleinen Schritten ab.
Dies ist für den Körper besser als Radikalkuren,
hält Ihre Stimmung im positiven Bereich und
verhindert den Jo-Jo-Effekt: Denn durch das
ganzheitliche Konzept – es gibt keine Mengen-
beschränkung für einzelneNahrungsmittel, sondern nur für Nahrungsmittelgruppen (siehe die
Tabelle Seite 18/19). Außerdem basiert die
Ernährung auf einem ausgewogenen Nahrungs-
angebot – der Körper kommt nie in eine Stress-
situation, die die Diät gefährden könnte.
Nach meinen Erfahrungen kann man mit der
hier vorgestellten Ernährungsweise pro Woche
etwa 200 bis 250 Gramm abnehmen. Noch
leichter natürlich, wenn Sie täglich mindestens
40 Minuten das empfohlene Bewegungspro-
gramm in Ihren Tagesplan einbauen (siehe auch
Seite 16).

*Die ideale Kombination – stärkehaltiger
Reis mit eiweißreichem Fisch.*

Voraussetzung für ein glückliches Leben voller körperlicher, geistiger und seelischer Kraft und ohne Gewichtsprobleme ist, dass wir unserem Körper alle nötigen Grundstoffe in ausreichender Menge liefern: Wir müssen nur einfach das Richtige essen und trinken, damit der Körper alle »Zutaten« bekommt, um die notwendigen Stoffwechselprozesse ablaufen zu lassen. Fehlen wichtige Stoffe über längere Zeit, wird es über kurz oder lang Probleme geben – mit dem Wohlbefinden und auch mit dem Abnehmen!

Kohlenhydrate – für Energie und Sättigung

Kohlenhydrate sind nicht nur Energielieferanten und stellen Wärmeproduktion sowie körperliche und geistige Leistungsfähigkeit sicher. Sie sind auch Voraussetzung dafür, dass das Glückshormon Serotonin gebildet werden kann.
Lange standen Kohlenhydrate als Dickmacher im Verruf. Doch dies gilt nur für Nahrungsmittel,

HAUPTNÄHRSTOFFE – WICHTIGE BAUSTEINE FÜRS GLÜCK

Damit der Stoffwechsel auf Glück und Abnehmen gepolt werden kann, benötigt er Bausteine aus ballaststoffreichen Nahrungsmitteln, aus fettarmen Eiweißprodukten und dazu mäßige Mengen an hochwertigen Fetten.

Vitamine sind licht- und wärmeempfindlich, deshalb sollte Obst so frisch und unverarbeitet wie möglich verzehrt werden.

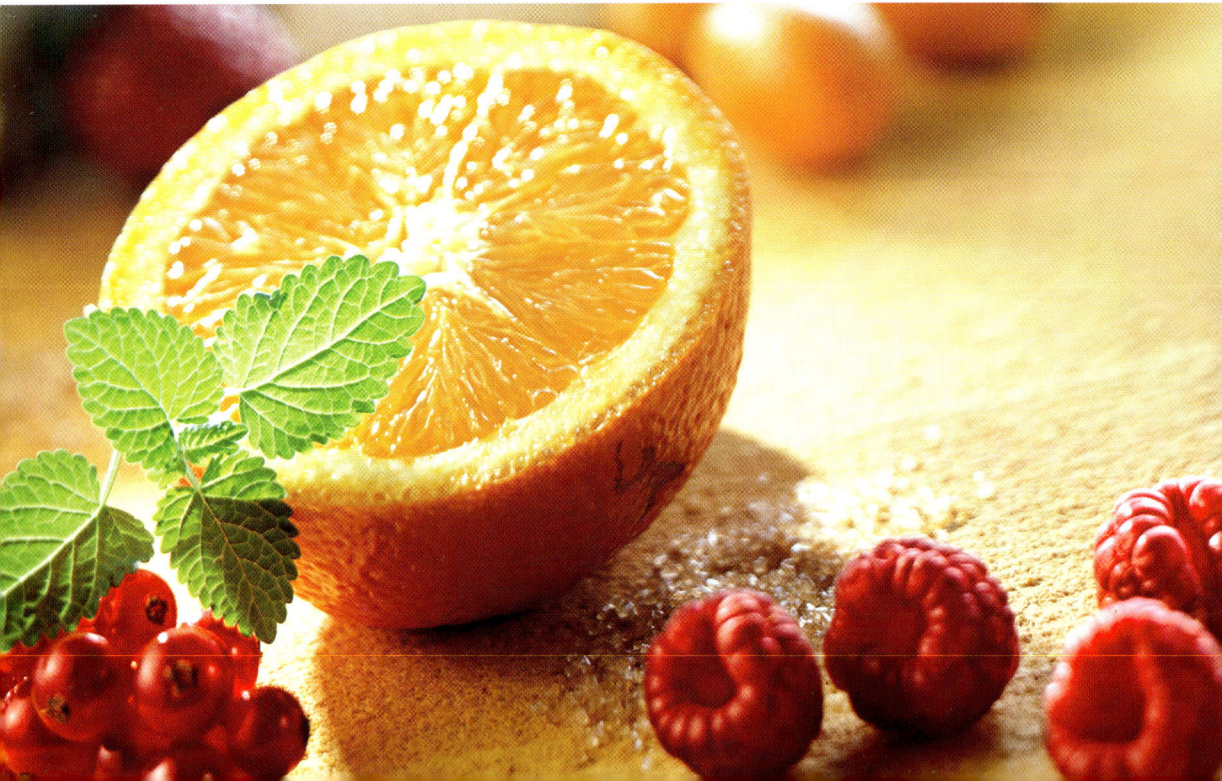

die viel Zucker und weißes Mehl enthalten. Alle anderen kohlenhydratreichen Nahrungsmittel, insbesondere die ballaststoffreichen, wie Vollkornprodukte, Obst und Gemüse, gehören zu den wichtigsten Power- und Vitalgaranten: Sie enthalten viele Mikronährstoffe in Verbindung mit den sättigenden Ballaststoffen. Letztere sorgen dafür, dass der Blutzuckerspiegel aufgrund eines niedrigen glykämischen Indexes nicht zu stark ansteigt – Voraussetzung für den Fettabbau.

Fette – alles andere als frustige Dickmacher

Fette liefern nicht nur Baustoffe für die Zellwände und sind Transporteure der fettlöslichen Vitamine A, D, E und K. Sie sind auch notwendig, damit Glückshormone und Hormone, die den Fettabbau steuern, produziert werden können. Wichtig ist neben einem maßvollen Fettverzehr die richtige Sorte: Fette in pflanzlichen Nahrungsmitteln (Ölen, Nüssen, Samen, Avocados) und in fettreichen Fischen liefern die lebensnotwendigen ungesättigten Fettsäuren. Die gesättigten, vorwiegend in tierischen Fetten enthaltenen Fettsäuren bringen dagegen keine Vorteile, sie sollte man nur in geringen Mengen verzehren.

Eiweiß – die Basis aller Hormone

Der Körper besteht neben Wasser zum größten Teil aus Eiweiß, das Baustoff für alle Körperzellen ist. Die Abwehrstoffe des Immunsystems und die Enzyme sind aus Eiweißbausteinen aufgebaut. Aus diesen Bausteinen kann der Körper auch die wichtigsten Steuerstoffe des Stoffwechsels aufbauen: die Hormone.
Der Eiweißbedarf hängt vom Körpergewicht und von der Lebensweise ab: Wer viel Stress hat und intensiv Sport treibt, benötigt mehr Eiweiß als Personen, die ein »ruhiges« Leben führen. Als Richtwert gelten pro Kilogramm Körpergewicht etwa 0,8 bis 1 Gramm Eiweiß – bei starker Beanspruchung bis zum Doppelten. Bei einer etwa 60 Kilogramm schweren Person sind das 60 bis 120 Gramm Eiweiß, die täglich mit der Nahrung aufgenommen werden sollten.

Eiweißlieferanten

Die empfohlene tägliche Eiweißmenge zu erreichen, ist bei ausgewogener Ernährung kein Problem.

25–30 g Eiweiß liefern
- ca. 100 g Harzer Käse

20 g Eiweiß liefern
- 100 g mageres Fleisch (z. B. Pute, Huhn, Rinderfilet)
- 100 g Fisch (z. B. Lachs, Kabeljau, Makrele, Sardine, Steinbutt, Garnelen)

10–15 g Eiweiß liefern
- 300 ml Milch oder Buttermilch
- 40–50 g Schnittkäse
- 200 g Rosenkohl oder Wirsing
- 150 g Tofu
- 50 g getrocknete Hülsenfrüchte (z. B. Linsen, Bohnen)

5 g Eiweiß liefern
- 1 Hühnerei
- 150 g Naturjoghurt
- 50 g körniger Frischkäse oder Quark (20 % Fett i.Tr.) oder Ziegenfrischkäse
- 250 g Kartoffeln
- 200 g Pilze
- 200 g Brokkoli
- 100 g Sojasprossen
- 25 g Mandeln oder Sonnenblumenkerne
- 30 g Cashewnüsse
- 50 g Haferflocken oder Vollkornmehl
- 60 g Vollkornbrot (1 große Scheibe)
- 1 Vollkornbrötchen

TIPP

Nahrungseiweiß wird optimal ausgenutzt, wenn pro Mahlzeit nicht mehr als 80 bis 100 Gramm Eiweiß verzehrt werden. Eine Mischung aus einem Drittel tierischem und zwei Dritteln pflanzlichem Eiweiß bietet dabei die größte, und somit optimale Vielfalt an Eiweißbausteinen.

KLEINE MENGE – GROSSE WIRKUNG

Hormone sind für die Kommunikation im Körper und damit unmittelbar für Wohlbefinden, Gesundheit und das Glücksgefühl zuständig. Ein großer Mix an Nährstoffen sichert die Bildung dieser Hormone.

Mikronährstoffe

Vitamine, Mineralstoffe, Spurenelemente und Enzyme sind lebensnotwendige Zutaten, damit unser Stoffwechsel richtig gesteuert werden kann. Auch sie müssen regelmäßig in ausreichender Menge zugeführt werden. Wenn Sie bei Ihrer Nahrungszusammenstellung (siehe S. 18/19) vorwiegend Zutaten aus dem Bereich »reichlich verzehren« (Obst, Gemüse, Vollkornprodukte, hochwertige Eiweiße) auswählen, können Sie eine gute Versorgung mit diesen Mikronährstoffen sicherstellen. Nahrungsergänzungen sind nur dann sinnvoll, wenn man sich nicht täglich mit den empfohlenen Mengen an Gemüse und Obst versorgen kann, beispielsweise auf Reisen oder wenn durch Stress oder Überbeanspruchung ein erhöhter Bedarf besteht. In diesem Fall ist die Einnahme eines guten Multivitaminpräparates angebracht.

Glückshormone

Hormone sind körpereigene Eiweißstoffe, die die verschiedensten Wirkungsmechanismen in Gang setzen, den Stoffwechsel steuern, insbesondere eine große Bedeutung für die Fettverbrennung haben. Und auch für eine positive Stimmungslage sind Hormone mitverantwortlich: Sie können optimistisch machen, die Kreativität und gutes Denkvermögen fördern. Damit Hormone gebildet werden können, ist es wichtig, mit der Ernährung die Grundstoffe, u. a. die Eiweißbausteine Phenylalanin, Tyrosin und Methionin, regelmäßig zuzuführen. Dafür brauchen Sie keine Pillen, sondern nur den richtigen Nahrungsmittelmix: Alle Grundbaustoffe für Hormone sind in einer ausgewogenen Mischung aus eiweißreichen Lebensmitteln enthalten.
Die Tabelle auf Seite 14/15 bietet einen Überblick über die wichtigsten Glück bringenden Mikronährstoffe und Hormone, die VIPs in der Glücksernährung. Sie fasst Wirkungen, Vorkommen in der Nahrung bzw. für die Bildung der Stoffe benötigte Nahrungsmittel zusammen und bietet Tipps für die Umsetzung.

Wer sich wohlfühlt in seiner Haut, kann sich glücklich schätzen. Die Glücksdiät kann helfen.

INFO

Hormone steuern u. a. den Fettabbau. Das erklärt, dass man bei einer eiweißarmen Ernährung bzw. bei einem niedrigen Eiweißspiegel nicht oder nur langsam abnehmen kann. Zudem wird bei Eiweißmangel das Muskeleiweiß abgebaut, da der Körper Eiweiß braucht. Diese Situation versetzt den Körper in »Versorgungsstress«. Man bleibt also bei Eiweißmangel dick, wird schlaffer, ein Negativkreislauf wird in Gang gesetzt. Um diesem entrinnen zu können, hilft nur eines: Grundstoffe für Glückshormone in Form von ausreichend Nahrungseiweiß tanken!

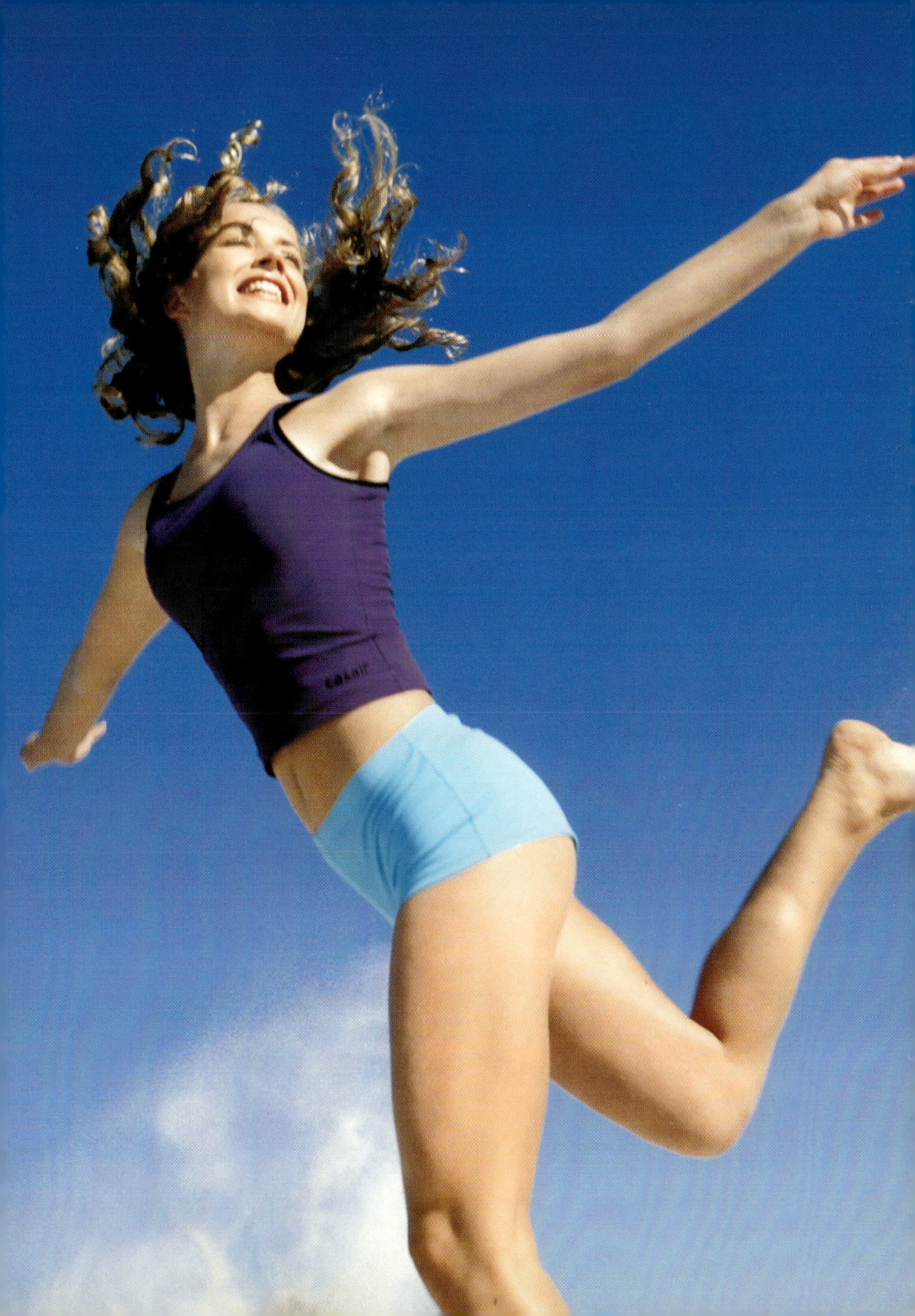

DIE **VIPS** IN DER GLÜCKSERNÄHRUNG

	VIPs	Glücksbedeutung	gebildet aus ... bzw. Vorkommen in ...	Rezept- bzw. Praxistipps
HORMONE	Serotonin	Glückshormon ▸ beeinflusst Stimmung, Lebensgefühl, Appetit und Gedächtnis positiv, beruhigt (Einschlafhilfe)	Geflügel, Fisch, Muskelfleisch, magerer Käse, Hülsenfrüchte, Sonnenblumenkerne	Geschnetzeltes mit Pilzgemüse (S. 66) Ein wenig Glukose, z. B. in Süßem, bewirkt, dass Tryptophan ins Gehirn transportiert wird, wo das Glückshormon Serotonin gebildet wird (siehe Tipp S. 86)
	Melatonin	aus Serotonin wird Melatonin gebildet ▸ wichtig für die Schilddrüsensteuerung (Stoffwechselaktivierung), Fettabbau	Johanniskrauttee fördert die Melatoninbildung	Halten Sie Ihren Serotoninspiegel auf hohem Niveau, durch einen Spaziergang in der Sonne, durch Bewegung, durch ein Stückchen Schokolade oder durch ein Glas Rotwein am Abend
	Noradrenalin	Glückshormon, erweitert die Blutgefäße ▸ für geistige Topform, macht munter und leistungsfähig	Fleisch, Geflügel, Fisch, Meeresfrüchte, Ei, Eiweißdrinks aus Molke, magerer Käse, Soja in Kombination mit Fruchtsäuren und Vitamin C (ideal: Obst)	Spaghetti mit Shrimps (S. 74) mit einem Zitronen- oder Orangendrink als Aperitif
	ACTH Endorphine	Freisetzung von ACTH durch Noradrenalin ▸ Aktivierung von Endorphinen (ebenfalls Stoffe, die Glücksgefühle hervorrufen), Stimulierung von Fett freisetzenden Enzymen, Immunschutz		Grundregel: Am besten bei jeder Mahlzeit eine Kombination von tierischem oder pflanzlichem Eiweiß mit sauren Früchten oder Zitrone kombinieren: z. B. Joghurt mit frischen Früchten oder Hähnchenbrustfilet mit Salat und Zitronensaft
	Thyroxin	Schilddrüsenhormon ▸ Zentralsteuerung des Fettabbaus, Stoffwechselaktivierung	Käse, Milchprodukte, Fisch, Soja in Kombination mit jodhaltigen Nahrungsmitteln (s. nächste Seite)	Gurken mit Shrimps (S. 42) Seeteufelmedaillons auf Spinat (S. 78) Achtung: Um ausreichend Thyroxin zu bilden, sollte man 1- bis 2-mal pro Woche Fisch und Meeresfrüchte und täglich Milch- oder Sojaprodukte vezehren. Ein wichtiger Partner für die Bildung des Hormons ist Vitamin C!
	Wachstumshormone	Aufbauhormone ▸ Vorstufe der Geschlechtshormone Östrogen und Testosteron fördern seelisches Wohlbefinden, inneren Antrieb und Durchhaltevermögen, Fettabbau, Muskelaufbau, Stärkung der Abwehrkräfte, bietet Herz- und Gefäßschutz	fettreiche Fischsorten (Lachs, Hering, Sardine, Makrele), Thunfisch, Garnelen, Lammfleisch, Hähnchenfleisch, Avocado, Auberginen, Oliven-, Kürbiskern- und Rapsöl, Erdnüsse, Haselnüsse, Weizenkeime	Schnelle Mehrkornfladen (S. 27) Vollkornbrötchen mit Sesam (S. 27) Achtung: Auf reichlich Zink und Chrom in der Nahrung achten, s. nächste Seite! Ab dem 35. Lebensjahr lässt die körpereigene Produktion von Wachstumshormonen nach. Daher ist es wichtig, mit der Ernährung für Ersatz zu sorgen. Durch reichlich pflanzliche Hormone aus Nahrungsmitteln kann man den negativen Auswirkungen wie Hitzewallungen, Depressionen oder Gewichtszunahme entgegenwirken.

VIPs	Glücksbedeutung	gebildet aus ... bzw. Vorkommen in ...	Rezept- bzw. Praxistipps	
Eicosanoide	Supervisor-Hormone ▶ überwachen und steuern alle Hormonvorgänge im Körper, bringen und halten den Stoffwechsel in Topform	mageres Fleisch, Fisch, Geflügel, magere Milchprodukte in Kombination mit Oliven- oder Rapsöl, Nüssen, Samen, Avocados, fetten Meeresfischen (Lachs, Hering, Sardine, Makrele)	Lachs auf Gemüse (S. 64)	**HORMONE**
Glukagon	Gegenspieler von Insulin ▶ Regulierung des Blutzuckerspiegels, Förderung des Fettabbaus	magerer Schinken, Käse, Soja, Fleisch, Fisch in Kombination mit komplexen Kohlenhydraten	Achtung: Wenn der Insulinspiegel zu hoch ist, kann Glukagon nicht wirken, d. h. es kann kein Fett abgebaut werden! Man kann also nur abnehmen, wenn der Insulinspiegel auf Normalniveau ist (Lebensmittel aus dem Bereich »reichlich verzehren« s. Tabelle auf S. 18/19 wählen)	
B-Vitamin-Gruppe: B6, B1, B2, Pantothensäure	▶ Fettabbau, Muskelaufbau, Konzentrationsstärkung, nötig für die Hormonbildung	Vollkorn, Avocado, Fleisch, Leber, Fisch, Bierhefe, Soja, Weizenkeime, Nüsse, Bananen	Mehrkornbrot mit Soja (S. 28)	**VITAMINE**
Vitamin B12	▶ Zellaufbau und -erhaltung, Hormonbildung, für geistige Fitness	Innereien, Muskelfleisch, Fisch, Milchprodukte, Eier, Sauerkraut und anderes vergorenes Gemüse	Sauerkrautsalat (S. 45) Milchsaurer Rohkostsalat (S. 49)	
Vitamin C	Multifunktionsvitamin für die Bildung der Glückshormone ▶ steuert wichtige Stoffwechselprozesse, stärkt die Immunkraft, puffert Stressbelastung	frisches Obst, Paprikaschoten, Kohlgemüse	Achtung: Vitamin C wird durch Hitze zerstört, deshalb einen Teil der empfohlenen Lebensmittel als Rohkost essen: frisches Obst, Salatteller, Zitronensaftschorle mit Fruchtfleisch	
Kalzium	▶ Bildung und Weiterleitung der Glückshormone	Milch, Joghurt, Käse, grüne Blattgemüse, Kräuter	Kalzium aus Nahrungsmitteln wird besser aufgenommen als aus Kalziumpräparaten	**MINERALSTOFFE**
Magnesium	▶ Hormonproduktion (Glückshormone), Fettabbau, Herz- und Gefäßschutz, wichtig für Immunkraft	grüne Gemüse, Salat, Soja, Weizen, Nüsse, Meeresfrüchte	Geflügelfrikadellen mit Brokkolipüree (S. 80)	
Chrom	▶ Fettabbau, Stärkung der Immunkraft, Regelung des Cholesterinspiegels	Kresse, Vollkorn, Fleisch, Leber, Bierhefe, Eigelb, Weizenkeime, Brokkoli, Garnelen, Kakao, schwarzer Tee, Rüben	Schinkensandwich mit Avocado (S. 32) Omelett mit Spinat (S. 60)	
Eisen	▶ Sauerstoffversorgung der Zellen für Power und Fitness	mageres dunkles Fleisch, dunkles Geflügelfleisch (Ente), Hülsenfrüchte	Vitamin-C-haltiges Obst und Gemüse fördert die Aufnahme von Eisen und die Bildung der Hormone	
Jod	▶ Schilddrüsensteuerung, Energiegewinnung, Fettabbau	Seefisch, Meeresfrüchte, Jodsalz, Meersalz	Seeteufelmedaillons auf Spinat (S. 78) Achtung: Bei einer Unterfunktion der Schilddrüse (u. a. durch Jodmangel) läuft der Stoffwechsel auf Sparflamme, und der Fettabbau wird gebremst	
Mangan	▶ Hormonbildung und Zellerhaltung	Vollkorn, Haferflocken, Nüsse, Samen, grüne Gemüse, Bierhefe, Eigelb	Fitness-Trinkmüsli (S. 24) Dinkelmüsli mit Fruchtpüree (S. 24)	
Zink	▶ für Muskelaufbau, Immunkraft, Fettabbau, Blutzuckerregulierung, Bildung der Wachstumshormone	Fisch, Meeresfrüchte, rotes Fleisch, Eier, Milch, Käse, Vollkorn(produkte), Linsen, Sonnenblumenkerne, Bierhefe	Zucchinisoufflé (S. 71) Haferkekse mit Mandeln (S. 91)	

TIPP

Ein Glas Rotwein zum Essen ist ein echter Glücksbringer: Rotwein in kleinen Mengen hält den Serotoninspiegel hoch, hilft bei der Aufschließung des Nahrungseiweißes und trägt damit zweifach zum Glücklichsein bei.

Lustvoll genießen ganz ohne Verbote

Bei der Glücksernährung gibt es keine Verbote. Es gibt nur Nahrungsmittelempfehlungen, die je nach individuellem Ernährungsprofil ausgewählt werden können. Man kann also im Rahmen der Vorgaben weiter nach seinem eigenen Stil genussvoll essen. So kann auf natürliche Weise ein neues und gesundes Essverhalten erreicht werden. Wichtig für den Erfolg ist aber unbedingt, dass Sie die auf dieser Seite beschriebenen Praxistipps in Ihren Alltag einbauen.

GLÜCKLICH UND SCHLANK – PRAXISTIPPS

Damit die Glücksdiät optimal funktioniert, beachten Sie bitte die folgenden Ernährungstipps.

Der glykämische Index entscheidet

Nur bei niedrigerem Blutzuckerspiegel können Fette abgebaut werden! D. h., Lebensmittel mit niedrigem glykämischen Index (GI) sollten Vorrang haben. Alle zuckerhaltigen Nahrungsmittel haben einen hohen GI und treiben den Blutzuckerspiegel in ungünstige Höhen. Dazu gehören auch solche, die Traubenzucker, Malzzucker und reine Stärke enthalten. Achtung: Traubenzucker (Glukose) ist in vielen Fertigprodukten enthalten, und Malzzucker ist im Bier versteckt. Bei Stärke im natürlichen Verbund mit Ballaststoffen, etwa in Vollkorngetreide und Gemüsen, ist die blutzuckersteigernde Wirkung reduziert. Und für die, die gerne süß essen: Fruchtzucker (Fruktose) und Milchzucker (Laktose) lassen den Blutzucker nur gering ansteigen.

Wasser kurbelt den Stoffwechsel an

Vergessen Sie nicht, auf ausreichende Flüssigkeitszufuhr zu achten. Ohne Flüssigkeit ist der Stoffwechsel blockiert. Auch wenn Sie keinen Durst empfinden, trinken Sie regelmäßig, etwa jede Stunde ein Glas – pro Tag zwei bis drei Liter.

Bewegung macht Figur und gute Laune

Bringen Sie Ihren Stoffwechsel in Schwung! Dafür reichen bereits täglich 30 bis 60 Minuten Bewegung. Ob Sie regelmäßig einen strammen Fußmarsch machen oder Ausdauersport treiben, wichtig ist, die Betätigung nur so intensiv auszuführen, dass Sie sich nicht verausgaben. Nur so wird die Fettverbrennung in den Zellen aktiviert, nur so schmelzen die Pfunde. Und gleichzeitig werden jede Menge Glückshormone aktiviert.

Glücksernährung auf einen Blick

Auf der folgenden Seite finden Sie die Empfehlungen für die Nahrungsmittelauswahl bei der Glücksdiät in Tabellenform zusammengestellt. Die Lebensmittel, die reichlich verzehrt werden sollen, haben auch gleichzeitig einen hohen Gehalt an Mikronährstoffen (Vitamine, Mineralstoffe, sekundäre Pflanzenstoffe) und einen günstigen niedrigen glykämischen Index. Um Ihr Gewicht zu halten, wählen Sie bei den Nahrungsmitteln für Ihre Mahlzeiten etwa zwei Drittel aus dem Bereich »reichlich verzehren«, den Rest aus dem Bereich »regelmäßig verzehren«. Nahrungsmittel aus dem Bereich »selten verzehren« sind die Ausnahme. In der Mischung bei den Mahlzeiten gleichen sich Nahrungsmittel mit unterschiedlichen Wertigkeitsstufen aus: So ist eine kleine Menge Zucker oder Kartoffelpüree in Kombination mit magerem Fleisch und reichlich Gemüse durchaus gesund. Unterziehen Sie nun Ihre Lieblingsspeisen einem »Glückscheck«. Ersetzen Sie Nahrungsmittel aus dem kritischen Bereich vorzugsweise durch solche, die reichlich verzehrt werden sollen, oder durch mäßige Mengen aus der mittleren Zone, und schon können Sie Ihre Lieblingsgerichte mit einer leichten Modifizierung weiterhin genießen.

Vitamin C, z. B. aus Orangensaft, fördert die Bildung der glücksbringenden Hormone.

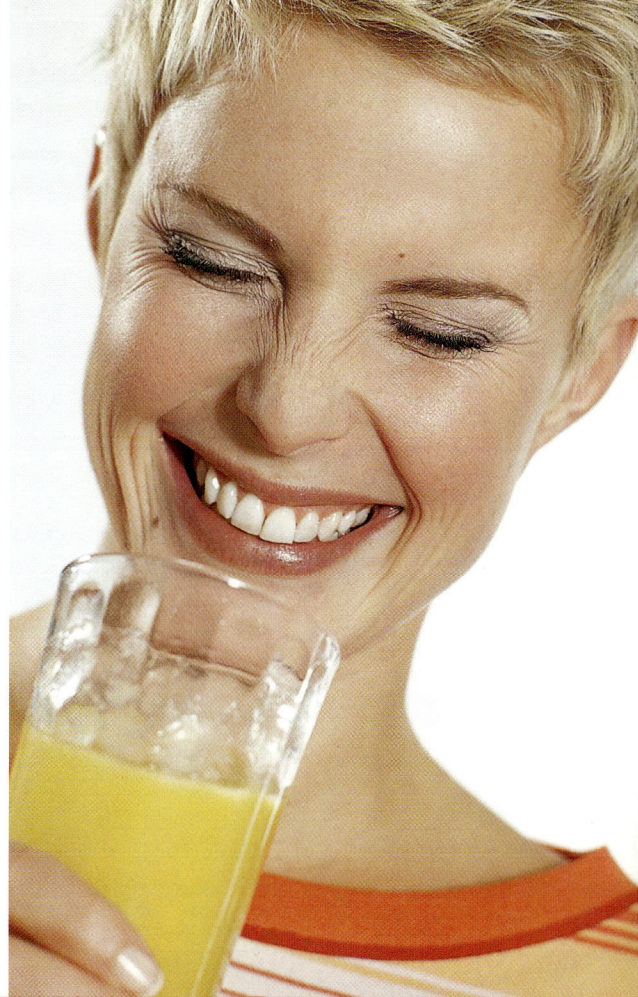

INFO   INFO

Ein wichtiger Erfolgsfaktor bei der Glücksdiät ist, dass durch die richtige Nahrungsmittelauswahl der Blutzuckerspiegel möglichst niedrig bleibt. Denn ist der glykämische Index niedrig, bleibt der Blutzuckerspiegel auf gesundem Niveau, und man wird nicht zunehmen.

Als Fettrichtwerte gelten pro Tag für Frauen maximal 60 Gramm Fett, für Männer 80 Gramm. Bei den sichtbaren Fetten gilt folgende Faustregel: Pro Person und Tag 10 Gramm Streichfett und 20 bis 30 Gramm hochwertiges Öl zur Speisenzubereitung (entspricht pro Mahlzeit etwa 1 Esslöffel Öl pro Person).

NAHRUNGSMITTEL-

BEI DER

VERZEHRHÄUFIGKEIT	Anzahl Portionen (je 100–150 g) pro Tag	3	2	1	1/2
	Gesamtmenge pro Tag	300–450 g	200–300 g	100–150 g	50 g
	Nahrungsmittelgruppe **Eigenschaften der Nahrungsmittelreihe**	Gemüse, die Hälfte als Rohkost	frisches Obst	eiweißhaltige Nahrungs-mittel (Fleisch, Fisch, Eier, Milchprodukte)	Fette/Öle
REICHLICH	Nahrungsmittel, die reichlich vita-lisierende und aufbauende Inhalts-stoffe enthalten, die wichtige Auf-baustoffe für Hormone liefern und den Blutzucker im Normalbereich halten (= Nahrungsmittel mit nur geringer blutzuckersteigernder Wirkung, d. h. einem niedrigen glykämischen Index)	alle Gemüse-sorten, außer den in der Kategorie »regelmäßig verzehren« genannten Kräuter Pilze	Aprikosen Kirschen Grapefruit Pfirsich Apfel Birne Beeren Pflaumen Orangen Kiwi	Joghurt natur Milch, Quark magere Käse-sorten magere Fleisch- und Wurstsorten Eier Fisch	Olivenöl Butter Kürbiskernöl Rapsöl
REGELMÄSSIG NICHT ZU HÄUFIG	Nahrungsmittel mit einer stärkeren blutzuckersteigernden Wirkung und somit einem höheren glykämischen Index. Sollten nur in der Mischung mit Nahrungsmitteln aus der oberen Gruppe verzehrt werden	grüne Erbsen gekochte Möhren Kürbis Kohlrübe Rote Rüben Zuckermais Süßkartoffeln	Trauben Papaya Mango Bananen Ananas Melone	gesüßte Milch-produkte Fleisch- und Wurstwaren mit mittlerem Fettgehalt Milchspeiseeis	Gänsefett
SELTEN	Nahrungsmittel mit einem hohen Gehalt an Weißmehl, isolierter Stärke, Zucker bzw. gehärteten Fetten (hoher glykämischer Index und somit ungünstig für Blutzucker-spiegel und Fetthaushalt)			fette Fleisch-sorten	gehärtete Fette (z. B. Kokos-fett, Margarine)

AUSWAHL
GLÜCKSERNÄHRUNG

Getränke	Brot Backwaren Mehl	Kartoffeln	Teigwaren Getreide, Reis	Hülsenfrüchte Nüsse, Samen	Süßes	VERZEHRHÄUFIGKEIT
2–3 Liter	3	1–2	1	1/2–1	1/2–1	
2–3 Liter	300–450 g	100–250 g	100–150 g	50–100 g	50–100 g	
Quelllwasser Wasser (am besten ohne Kohlensäure) Kräutertee Apfelsaft	Sojabrot Pumpernickel Vollkornbrot Vollkorn- mischbrot Vollkornkuchen mit Fruchtzucker		Hartweizen- und Vollkornnudeln Glasnudeln Getreide ganz oder grob geschrotet Vollkorngetreide als Flocken Weizenkeime Hartweizen- und Vollkornnudeln Bulgur Buchweizen Müsli ohne Zucker Vollkornreis	Soja Linsen Erbsen Bohnen	bittere Schoko- lade (mind. 60 % Kakaoanteil) getrocknete Aprikosen Feigen Konfitüre mit Fruchtzucker	REICHLICH
Rotwein Weißwein Gemüsesäfte Fruchtsäfte ohne Zucker	Vollkornmehl, fein gemahlen helles Mischbrot Vollkornkuchen mit Haushalts- zucker	neue (stärkearme) Kartoffeln als Pellkartoffeln Salzkartoffeln Gnocchi	Basmatireis, Risottoreis Wildreis Vollkornreis Couscous Hirse	Nüsse Samen Erdnüsse (wegen des hohen Fett- gehalts pro Tag nicht mehr als etwa 50 g)	Rosinen Marmelade mit weißem Zucker oder Honig	REGELMÄSSIG NICHT ZU HÄUFIG
Bier Fanta Cola und andere Softdrinks	Brote und Kuchen aus Weißmehl, wie Baguette, Brötchen etc.	Kartoffelpüree Bratkartoffeln Pommes frites Kartoffelstärke	einfacher weißer Reis Schnellkochreis Reismehl Eiernudeln Cornflakes, Pops u. Ä.		Milchschokolade Müsliriegel mit weißem Zucker oder Honig süßes Gebäck mit Weißmehl und Zucker	SELTEN

Bestimmte Lebensmittel haben eine besonders positive Wirkung auf unsere Stimmung. Im Folgenden sind die wichtigsten Lebensmittel zusammengefasst. Wenn Sie einmal frei ohne Rezept kochen möchten, suchen Sie sich hier die geeigneten Lebensmittel heraus, und kreieren Sie Ihr eigenes Gericht.

DIE TOP-NAHRUNGSMITTEL FÜR DIE GLÜCKSDIÄT

- **Basmatireis und Vollkornreis** gehören zu den Reisfavoriten in der Glücksernährung. Sie halten den Blutzuckerspiegel niedrig und wirken sich daher unmittelbar positiv auf die schlanke Linie und die Gesundheit aus.

- **Bierhefeflocken** enthalten wichtige Bausteine für die Glückshormone, wie B-Vitamine, Kalzium, Magnesium und das für die Blutzuckerregelung wichtige Chrom. Diese Stoffe gehören auch zu den wichtigen geistigen Fitmachern, die das Glücksgefühl fördern. Mit ihrem milden und feinwürzigen Aroma sind Hefeflocken ideal zum Würzen und Abschmecken.

- **Brokkoli** und andere Kohlarten liefern neben vergleichsweise viel pflanzlichem Eiweiß reichlich glücksförderndes Vitamin C, Karotine und dazu viel Kalzium, ein guter Wirkstoffmix für die Bildung der Glückshormone.

- **Buchweizen** enthält besonders viel Lezithin, das als weiterer Glücksbotenstoff für geistige Frische sorgt. Lezithin kann sich zudem positiv auf den Cholesterinstoffwechsel auswirken. Buchweizen schmeckt nussartig aromatisch und eignet sich gut für Aufläufe und Bratlinge.

- **Bulgur** ist ein schneller Glücksbringer: Er ist in nur wenigen Minuten fertig gegart, weil zu seiner Herstellung Hartweizen schon einmal vorgegart und danach wieder getrocknet wurde. Auch Bulgur enthält wichtige Baustoffe für Glückshormone. Bulgur ist vielseitig verwendbar für Suppen, Eintöpfe und als Beilage.

- **Dinkel** ist ein Getreide mit vielfacher Glücksfunktion: Das Dinkelkorn liefert wichtige Bausteine für die Glückshormone und trägt zur schlanken Linie bei, da es den Blutzuckerspiegel niedrig hält. Dinkel, die Urform des Weizens, schmeckt nussartig, enthält mehr Klebereiweiß als Weizen und lässt sich sehr fein ausmahlen. Daher ist er ideal auch für feines Gebäck, wie Plätzchen oder Kuchen. Unreif geernteter, gedarrter Dinkel wird Grünkern genannt. Er eignet sich gut für Suppen, Aufläufe oder Bratlinge.

- **Fruchtzucker** bringt süße Glücksgefühle, ohne den Blutzuckerspiegel in die Höhe zu treiben. Zusammen mit Eiweißbausteinen fördert er die Bildung von Serotonin. Vor allem wenn Sie abnehmen möchten, lohnt es sich, Fruchtzucker anstelle von normalem Haushaltszucker

INFO

In den folgenden Kapiteln finden Sie zahlreiche Rezepte, die das glücklich Leichterwerden besonders schmackhaft machen. Ist bei einem Rezept ein Glücksblatt hinterlegt, macht das Gericht glücklich; bei zweien werden Sie so glücklich wie noch nie!

zu verwenden: Da die Süßkraft höher ist als bei Haushaltszucker, brauchen Sie nur etwa zwei Drittel der normalen Zuckermengen.

● **Hafer** ist der Glücksbringer mit Extrapower. Er liefert zum einen besonders große Mengen an Grundstoffen für die Glückshormone. Außerdem enthält er mehr Fett als andere Getreide und ist damit ein gesunder Kraftspender.

● **Hülsenfrüchte** sind wichtige Bestandteile der Glücksdiät. Sie sollten mindestens zweimal pro Woche auf dem Speisezettel stehen, da sie Eiweißbausteine für Glückshormone und gleichzeitig Ballaststoffe liefern. Letztere sind gut für den Darm, binden Giftstoffe und können so wirkungsvoll vor Darmkrebs schützen.

● **Kresse** ist ein Kraut mit dem leicht scharfen Geschmack und enthält viele Mikronährstoffe, u.a. Chrom, das den Fettstoffwechsel steuert und so wirkungsvoll beim Abnehmen helfen kann, ohne dass man hungern muss.

● **Kürbiskernöl** ist ein Glücksnahrungsmittel der Extraklasse. Das schonend gepresste Kernöl enthält wichtige Stoffe für die Bildung von Eicosanoiden und Wachstumshormonen (siehe die Tabelle auf Seite 14/15). Das sehr aromatische, nussige Öl passt ideal zu Frischkäsesorten, Linsen und Salaten. Es sollte nur kalt zum Verfeinern verwendet werden.

● **Olivenöl** wirkt sehr vielfältig auf die Gesundheit: Olivenöle enthalten einen hohen Anteil an der einfach ungesättigten Fettsäure Ölsäure. Diese kann sich positiv auf den Cholesterinspiegel auswirken und Krebs und Herzinfarkt vorbeugen. Zusätzlich enthält es reichlich Vitamin E, das die Adern schützt. Beim Erhitzen darauf achten, dass das Öl nur kurz und nicht zu hoch erhitzt wird.

● **Sauerkraut** enthält aufgrund der Vergärung Milchsäurebakterien (wie sie auch in gesäuerten Milchprodukten vorkommen), die einen positiven Einfluss auf die Darmgesundheit und damit unser Wohlbefinden haben.

● **Sojaprodukte,** beispielsweise als Sojamehl, Sojaflocken, Sojaschrot oder Sojasprossen, gehören zu der ersten Garde der Glücksbringer in der Ernährung. Wertvolle Pflanzeneiweiße und B-Vitamine liefern wichtige Baustoffe für die Glückshormone, beispielsweise Noradrenalin und ACTH. Gleichzeitig enthält Soja pflanzliche (= Phyto-)Östrogene, die ein Östrogendefizit im Alter ausgleichen können und so besonders bei Frauen in den Wechseljahren eine glücklich machende Wirkung zeigen. Sojaprodukte enthalten zudem Kalzium, Magnesium

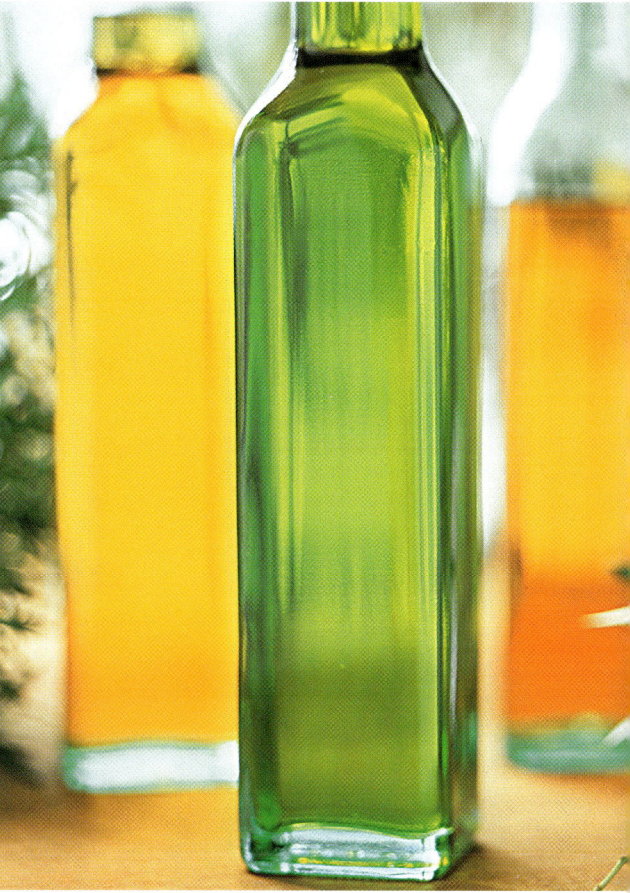

Die sehr wertvollen kaltgepressten Olivenöle sollten nach Möglichkeit nicht erhitzt werden.

und Eisen, für die Produktion der Glückshormone unbedingt benötigte Mineralstoffe.

● **Weizenkeime** gehören in die erste Liga der Glück bringenden Nahrungsmittel, da sie eine geballte Ladung an Pflanzenhormonen und Mikronährstoffen enthalten. Besonders wertvoll ist die Alpha-Liponsäure, die in anderen Nahrungsmitteln nur in kleinen Mengen vorkommt. Sie ist ein wichtiger Stoffwechselaktivator mit Einfluss auf Zuckerstoffwechsel und Fettabbau. Weizenkleie daher möglichst oft in Speisen integrieren. Sie schmecken sehr gut in Müsli, Joghurt oder Eintöpfen, sollten aber nicht mehr mitgekocht werden.

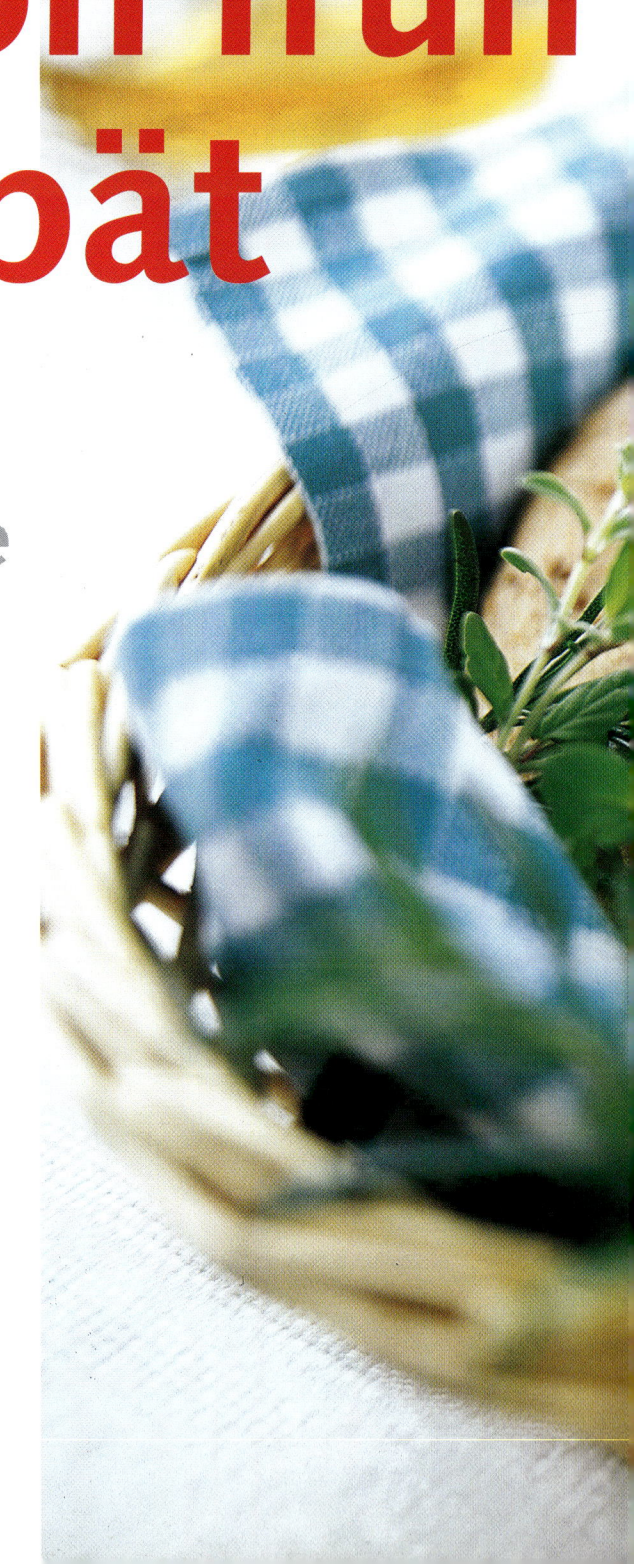

Von früh bis spät

Müslis, Brote und noch viel mehr

Von A wie Amaranthmüsli bis Z wie Zucchinitoast – hier findet jeder etwas nach seinem Geschmack. Ob was kleines Süßes zum Frühstück, etwas Knackiges zwischendurch oder etwas Herzhaftes als leichtes Abendessen: So macht die Glücksdiät Spaß!

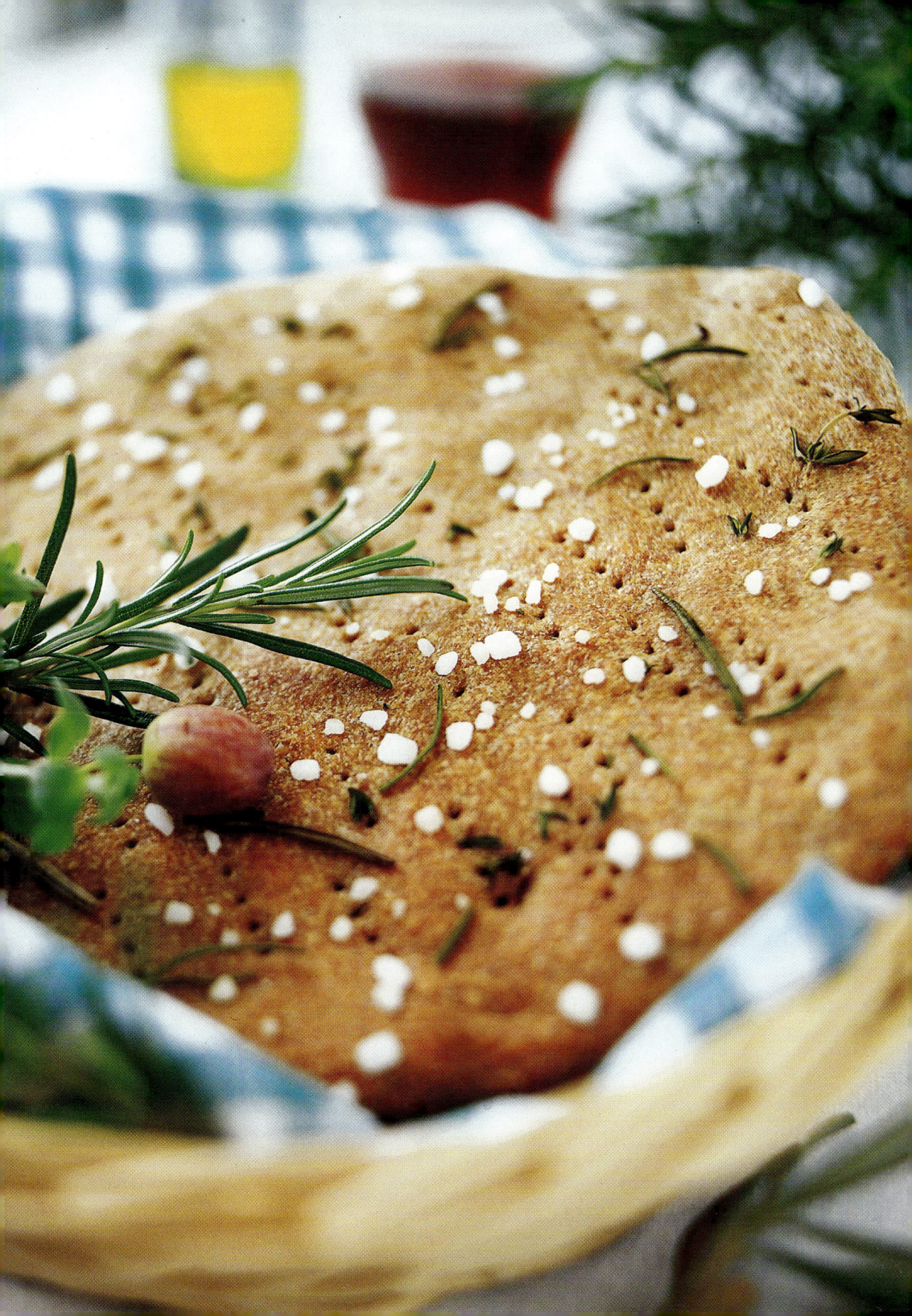

FITNESS TRINK MÜSLI

Pro Port.: 554 kJ/132 kcal • Chol.: 4 mg
F: 6 g • E: 7 g • KH: 13 g • Ballastst.: 3 g

reicht für 4   dauert 10 Minuten

2 EL Mandeln • 2 EL Vollkornhafer-flocken • 2 EL Sojaflocken oder Weizen-keime • 1 Joghurt • 1 Apfel • 1 Pfirsich, Orange oder andere weiche Früchte der Saison • etwa 1/8 l Milch oder Apfelsaft

Die Mandeln und Flocken mit dem Joghurt in einen Mixer geben. Die Früchte waschen, putzen, grob zerkleinern und dazugeben. Alles miteinander pürieren, dabei so viel Milch oder Saft einrühren, dass das Müsli trinkflüssig ist.

Müslis sind nicht nur ein guter Start in den Tag, sondern geben auch für den Sport reichlich Energie.

DINKELMÜSLI MIT FRUCHT PÜREE

Pro Port.: 988 kJ/236 kcal • Chol.: 4 mg
F: 4 g • E: 8 g • KH: 42 g • Ballastst.: 5 g

reicht für 4   dauert 15 Minuten

1/2 l Magermilch • 100 g Dinkelvoll-korngrieß • 1 Prise Zimtpulver • 2 Bir-nen oder Äpfel • 200 g Beeren, frisch oder tiefgekühlt • 2 EL Haselnüsse etwas Fruchtzucker nach Belieben

1 In einem kleinen Topf die Milch erhitzen. Grieß und Zimt einstreuen und unter Rühren aufkochen lassen. Die Herdplatte ausschalten und den Grieß 5 Minuten ausquellen lassen.

2 Birnen oder Äpfel waschen, abtrocknen, auf einer mittelgroben Rohkostreibe direkt zu dem Grieß reiben und einrühren. Die Beeren mit einem Mixstab pürieren oder mit einer Gabel zerdrücken. Nach Geschmack mit etwas Fruchtzucker süßen. Das Dinkelmüsli portionieren und mit dem Fruchtpüree garnieren.

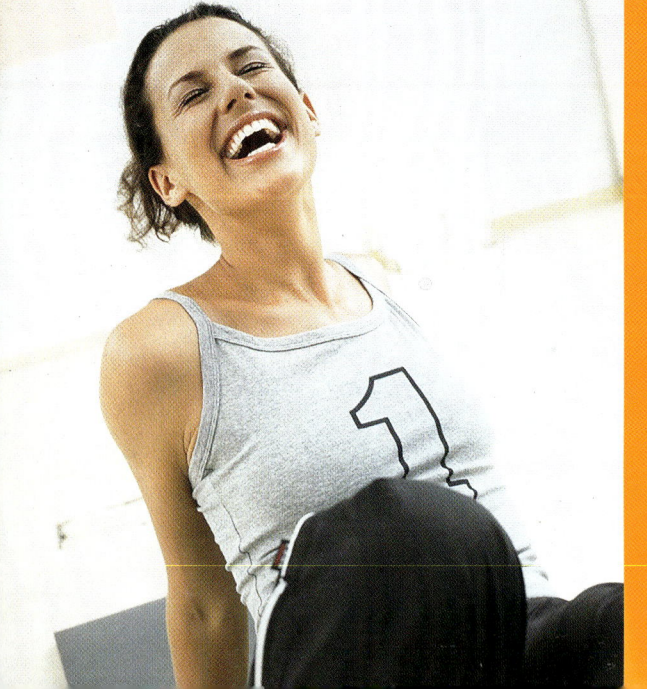

TIPP

Bevorzugen Sie bei den Früchten die Sorten mit einer niedrigen blutzuckersteigernden Wirkung (aus dem Bereich »reichlich verzehren« der Tabelle auf Seite 18/19). Früchte mit mittlerer blutzuckersteigernder Wirkung (Bananen, Mango, Ananas oder Melonen) können in kleineren Mengen beigemischt werden.

OBST MÜSLI MIT AMARANTH

**Pro Port.: 905 kJ/216 kcal • Chol.: 8 mg
F: 11 g • E: 10 g • KH: 20 g • Ballastst.: 5 g**

reicht für 4   dauert 10 Minuten

**250 g frische Früchte der Saison, z. B.
Erdbeeren, Himbeeren, Pfirsiche • 250 g
probiotischer Joghurt • 4 EL gepuffter
Amaranth (Reformhaus, Naturkost-
laden) • 4 EL Sojaflocken • 4 EL Vollkornhaferflocken • 2 EL Weizenkeime
4 EL Mandeln**

Die Früchte waschen, putzen und in Stücke
schneiden. Obst, Joghurt, Amaranth, Sojaflocken, Haferflocken und Weizenkeime in
Schälchen geben und vermischen. Die Mandeln grob hacken und darüber streuen.

Ein Luxusfrühstück, nach dem einem
glücklichen Tag nichts mehr im Wege
steht: mit einer ausgewogenen
Mischung aus Vitalstoffen, wertvol-
lem Eiweiß (Joghurt, Getreide) und
hochwertigen Fetten (Hafer, Keime,
Mandeln). Optimal für die Bildung
von reichlich Glückshormonen!

INFO

*Statt gepufften Amaranthkörnern kann man
auch Sojacrisps verwenden.*

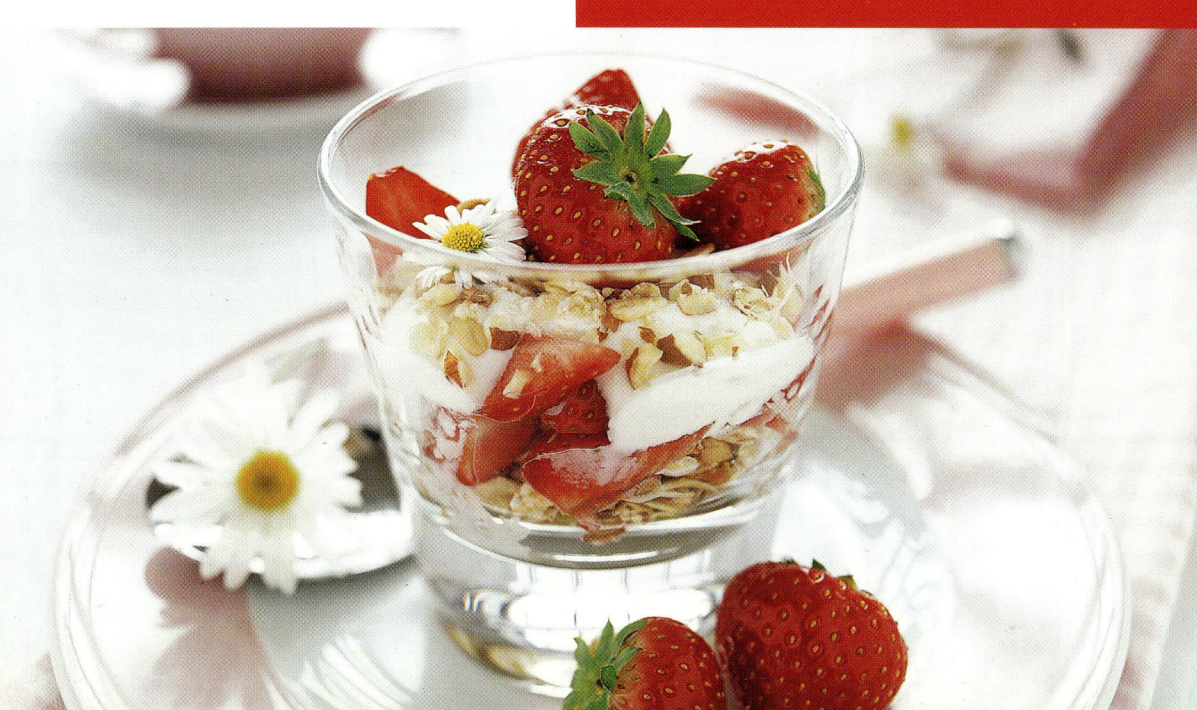

ITALIENISCHES FLADEN BROT

**Pro Stück bei 20: 428 kJ/102 kcal • Chol.: 0 mg
F: 2 g • E: 3 g • KH: 17 g • Ballastst.: 1 g**

reicht für 1 Backblech   dauert 50 Minuten,
ruht 50 Minuten

**350–400 ml lauwarmes Wasser, je nach
Mehlsorte • 20 g Hefe • 2 gestrichene
TL Salz • 250 g Dinkelvollkornmehl
250 g Dinkelmehl, Type 1050**
für das Blech
2 EL Olivenöl
zum Bestreichen und Bestreuen
**2 EL Olivenöl • 1 TL grob- oder feinkör-
niges Meersalz • 2–3 TL frischer oder
getrockneter Oregano, Thymian oder
Rosmarin**

1 Für den Teig in einer Schüssel Wasser, Hefe
und Salz verrühren. Das Mehl dazugeben und
den Teig mit den Knethaken des Handrührgerätes kneten, bis er geschmeidig ist und sich von
der Schüssel löst. Der Teig sollte relativ weich
sein. Wenn er zu fest ist, noch etwas Wasser
dazugeben. Sollte er zu klebrig sein, 1 bis 2 Esslöffel Mehl einarbeiten.

2 Den Teig 20 bis 30 Minuten gehen lassen, bis
er etwas aufgegangen ist und sich weich anfühlt.
Das Blech mit Olivenöl fetten.

3 Den gegangenen Teig kurz zusammenkneten,
in die Mitte des Bleches legen und zu einem
gleichmäßigen Boden ausdrücken. Teig mehrmals mit einer Gabel einstechen und mit dem
restlichen Olivenöl bestreichen (am besten mit
nassen Händen), mit dem Salz und mit den
Kräutern bestreuen und noch etwa 20 Minuten
gehen lassen. Den Backofen auf 225 °C (Umluft
200 °C, Gas Stufe 4–5) vorheizen.

4 Den gegangenen Teig auf die mittlere Schiene
des Backofens schieben und in 25 bis 30 Minuten goldbraun und knusprig backen. Das Brot

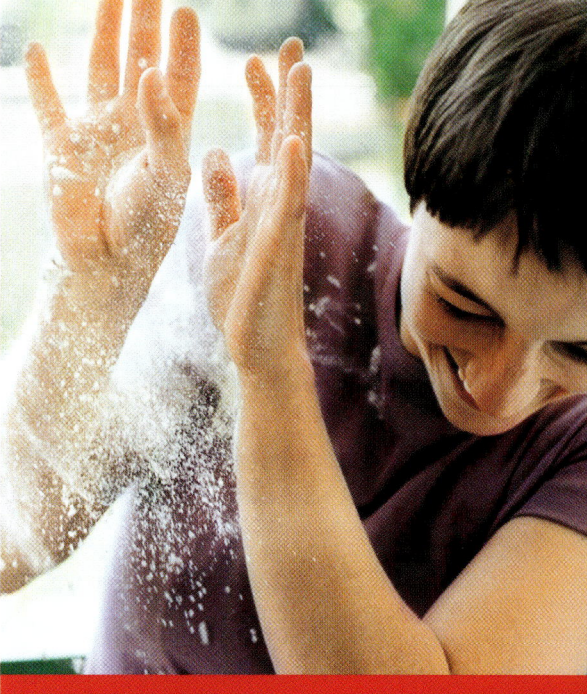

*Manche macht bereits das Backen des
Fladenbrotes glücklich.*

mit einer Palette vom Blech lösen, zum Abkühlen auf ein Kuchengitter legen, dann in Streifen
oder Stücke schneiden.

Variante Ciabatta: Dafür einen festeren Teig
mit etwas weniger Wasser zubereiten, zwei
längliche Brote formen und diese mit Öl bestri-
chen backen.

INFO

Sonnenblumenkerne enthalten nicht
nur hochwertige Fettsäuren, sondern auch wertvolles Eiweiß und
liefern damit wichtige Bausteine für
die Glückshormone.

SCHNELLE MEHRKORN FLADEN

Pro Port.: 484 kJ/116 kcal • Chol.: 0 mg
F: 5 g • E: 5 g • KH: 12 g • Ballastst.: 2 g

reicht für 12 Stück   dauert 60 Minuten
                            ruht 20–25 Minuten

**2 EL Sonnenblumenkerne • 2 EL Kürbis-
kerne • 50 g Sojaschrot • 100 g feine
Vollkornhaferflocken • 200 g Dinkelvollkornmehl • 100 g Buchweizenmehl
1 1/2 TL Meersalz • 1 Prise gemahlener
Koriander • 1 TL Trockenhefe • 400 ml
kohlensäurehaltiges Mineralwasser
2 EL Olivenöl
für das Blech
Öl oder Backpapier
zum Bestreuen
je 1 TL Sonnenblumen- oder Kürbiskerne und Leinsamen oder Sesamsamen**

1 In einer Metallpfanne Sonnenblumen-
und Kürbiskerne unter Rühren rösten, bis sie
würzig duften. Sojaschrot und Haferflocken
dazugeben und alles zusammen weitere 5 Minuten rösten. Die Mischung in eine Schüssel
geben und leicht abkühlen lassen.

2 Dinkel- und Buchweizenmehl mit den ge-
rösteten Zutaten vermischen. Salz, Koriander,
Hefe, Mineralwasser und das Öl einarbeiten.
Der Teig soll geschmeidig sein, nach Bedarf
noch etwas Flüssigkeit zugeben. Den Teig etwa
15 Minuten ruhen lassen.

3 Den Backofen auf 225 °C (Umluft 200 °C, Gas
Stufe 4–5) vorheizen. Ein Blech fetten oder mit
Backpapier auslegen.

4 Mit nassen Händen aus dem Teig handteller-
große Fladen formen, diese aufs Blech setzen,
mit der Samenmischung bestreuen und noch
5 bis 10 Minuten ruhen lassen. Die Fladen in
25 bis 30 Minuten backen, bis die Ränder braun
und knusprig sind.

VOLLKORN BRÖTCHEN MIT SESAM

Pro Port.: 587 kJ/140 kcal • Chol.: 0 mg
F: 3 g • E: 6 g • KH: 22 g • Ballastst.: 4 g

reicht für 15 Stück   dauert 60 Minuten
                            ruht 40–50 Minuten

**20 g frische Hefe oder 1/2 Päckchen
(2 TL) Trockenhefe • 2 leicht gehäufte
TL Meersalz • 500 g Dinkelvollkornmehl
50 g Sesamsamen
zum Bestreuen
4 EL Leinsamen, Sonnenblumenkerne
oder Kürbiskerne
für das Blech
Backpapier**

1 Für den Teig in einer Schüssel 400 Milliliter
lauwarmes Wasser, Hefe und Salz verrühren. Das
Mehl dazugeben und den Teig mit den Knethaken des Handrührgerätes gründlich kneten,
bis er geschmeidig ist und sich von der Schüssel
löst. Der Teig sollte weich sein. Gegebenenfalls
noch etwas Wasser oder Mehl einarbeiten.

2 Den Teig mit einem Geschirrtuch bedeckt 20
bis 30 Minuten gehen lassen, bis er etwas aufgegangen ist und sich weich anfühlt. Inzwischen
die Samen in eine kleine Schüssel geben. Etwas
Wasser in eine zweite kleine Schüssel füllen. Das
Blech mit dem Backpapier belegen.

3 Den gegangenen Teig kurz zusammenkneten,
mit nassen Händen eine etwa 6 Zentimeter
dicke Rolle formen, diese in 16 gleich große
Stücke schneiden. Teigstücke zu Kugeln formen,
jede mit der Oberseite in das Wasser, danach in
die Kernmischung drücken. Die Brötchen auf
das Blech setzen und 20 Minuten gehen lassen.
Den Backofen auf 225 °C (Umluft 200 °C, Gas
Stufe 4–5) vorheizen.

4 Die Vollkornbrötchen auf der mittleren
Schiene in 25 bis 30 Minuten goldbraun backen
und auf einem Kuchengitter auskühlen lassen.

MEHRKORN BROT MIT SOJA

Pro Port.: 8032 kJ/1918 kcal • Chol.: 0 mg
F: 50 g • E: 104 g • KH: 262 g • Ballastst.: 62 g

reicht für 1 Brot   dauert 65 Minuten
von etwa 800g   ruht 45 Minuten

**20 g frische Hefe oder 1/2 Päckchen
(2 TL) Trockenhefe • 1 TL Fruchtzucker
300 g Dinkelvollkornmehl • 100 g
Dinkelmehl, Type 1050 • 50 g Sojamehl
1 gehäufter TL Meersalz • 50 g Sojaschrot • 1–2 EL Leinsamen • 1–2 EL
Kürbiskerne oder Sonnenblumenkerne
für die Form
1–2 TL Öl**

1 350 Milliliter lauwarmes Wasser und die Hefe
mit dem Fruchtzucker in eine Teigschüssel
geben und verrühren. Dinkel- und Sojamehl
mit Salz mischen und dazugeben. Alles gründlich verkneten, bis ein geschmeidiger Teig
entsteht. Sollte er zu trocken sein, noch wenig
Wasser dazugeben.

2 Sojaschrot, Leinsamen und Kürbis- oder Sonnenblumenkerne einarbeiten. Den Teig zugedeckt etwa 30 Minuten an einem warmen Ort
gehen lassen.

3 Eine Kastenform mit dem Öl fetten. Den
Teig zusammenkneten und in die Form geben,
zugedeckt 15 Minuten gehen lassen. Den
Backofen auf 220 °C (Umluft 200 °C, Gas Stufe
4–5) vorheizen.

4 Die Form mit dem Teig auf die mittlere Schie-
ne stellen, das Brot 45 bis 50 Minuten backen.
Das Brot aus der Form nehmen und auf einem
Gitter auskühlen lassen.

*Anstelle von Pumpernickel schmeckt der
Matjestatar auch sehr gut mit kleinen
Pellkartoffeln.*

INFO

Sojaprodukte, z. B. Mehl, Flocken,
Schrot oder Sprossen, sind im Stoffwechsel Basenbildner. Sie wirken
einer Übersäuerung entgegen, in der
wichtige, glücksfördernde Stoffwech-
selvorgänge nicht oder nur verlang-
samt ablaufen können.

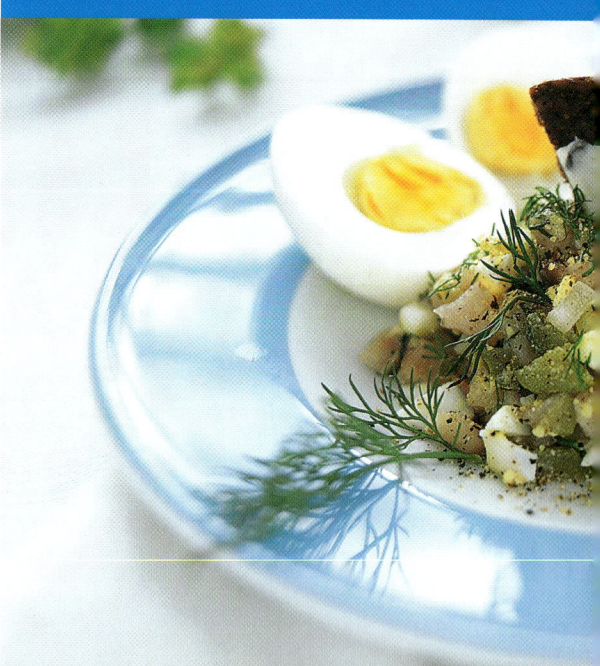

PUMPERNICKEL MIT MATJES TATAR

**Pro Port.: 2281 kJ/545 kcal • Chol.: 323 mg
F: 41 g • E: 33 g • KH: 11 g • Ballastst.: 2 g**

reicht für 4   dauert 20 Minuten

**2 Eier • 4 Matjesfilets (je etwa 150 g)
4 Gewürzgurken • 1 kleine Zwiebel
1 Bund Schnittlauch oder Dill • Salz
frisch gemahlener Pfeffer • 1 EL Zitronensaft • 1 Packung kleine runde Scheiben Pumpernickel • 20 g Butter**

1 Eier in 6 bis 8 Minuten hart kochen. Inzwischen Matjesfilets und Gurken fein würfeln. Die
Zwiebel abziehen und sehr fein würfeln. Schnittlauch oder Dill waschen, trockenschütteln und
fein schneiden. Matjes, Gurken und Kräuter vermischen, mit Salz und Pfeffer würzen.

2 Die Eier abschrecken und fein hacken. Eier
und Zitronensaft unter das Matjestatar mischen
und dieses nochmals abschmecken. Die Brotscheiben mit der Butter bestreichen und das
Tatar portionsweise darauf setzen.

BRÖTCHEN MIT QUARK UND FRÜCHTEN

**Pro Port.: 1025 kJ/245 kcal • Chol.: 6 mg
F: 3 g • E: 10 g • KH: 43 g • Ballastst.: 5 g**

reicht für 4   dauert 10 Minuten

**4 Vollkornbrötchen • 8 EL Quark (20 %
Fett) • 4 Portionen (à 75 g) frische safti-
ge Früchte, z. B. Erdbeeren, Himbeeren,
Aprikosen, Pfirsich**

Die Vollkornbrötchen aufschneiden und mit
Quark bestreichen. Die Früchte waschen und
abtropfen lassen bzw. abtrocknen, gegebenenfalls in Scheiben schneiden und auf den Quark
legen.

Variante Aus frischen Früchten können Sie
mit einem Mixstab auch schnell ein Fruchtpüree
herstellen. Dabei nach Belieben noch 1 bis
2 Teelöffel Fruchtzucker einrühren. Fruchtpü-
rees kann man aber auch gut aus gefrorenen
Früchten herstellen. Zur längeren Haltbarkeit
lohnt es sich, die Früchte zu Konfitüre zu verarbeiten (siehe Tippkasten).

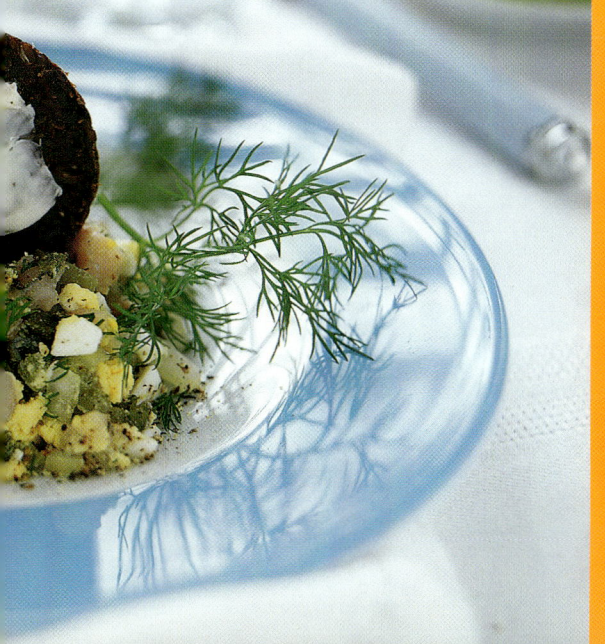

TIPP

Fruchtzuckerkonfitüre
1 Kilogramm reife süße Früchte vor-
bereiten, wenn nötig zerkleinern, in
einem Topf mit 300 Gramm Fruchtzucker mischen und einige Minuten
ziehen lassen. 1 Teelöffel Agar-Agar
oder 1 Packung Gelierpulver 3:1 einrühren. Alles aufkochen, 3 bis 5 Minuten unter Rühren kochen lassen.
Sofort in Schraubgläser füllen.

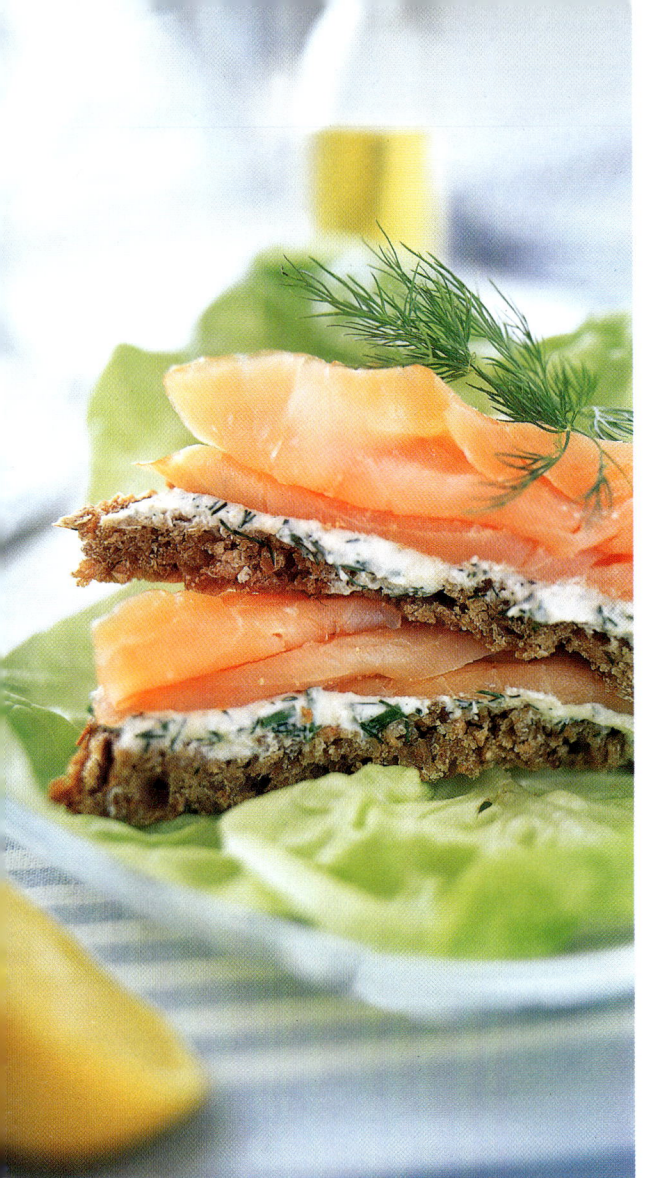

MEERRETTICH CREME MIT LACHS

**Pro Port.: 503 kJ/120 kcal • Chol.: 3 mg
F: 2 g • E: 5 g • KH: 21 g • Ballastst.: 5 g**

reicht für 4   dauert 10 Minuten

**2 EL geriebener Meerrettich • 4 EL cremiger Joghurt • 2 EL Frischkäse • 8 Dillzweige • 1 Bund Schnittlauch • 4 Scheiben Pumpernickel oder Roggenvollkornbrot
4 Scheiben Räucherlachsfilet**

1 Den Meerrettich mit Joghurt und Frischkäse verrühren. Dill und Schnittlauch waschen und trockenschütteln. 4 Dillzweige beiseite legen, die restlichen Kräuter fein hacken und in die Creme rühren.

2 Die Brotscheiben mit der Meerrettichcreme bestreichen. Die Lachsscheiben darauf legen und mit den restlichen Dillzweigen garnieren.

Die Meerrettichcreme mit Lachs kann gut vorbereitet werden und eignet sich so auch gut als kleines Mittagessen im Büro.

TIPP

Bei Joghurt am besten immer Sorten mit probiotischen Milchsäurebakterien wählen, da diese gut für die Darmflora und Immunkraft sind – trägt zum Wohlbefinden bei und stärkt die Gesundheit.

GEMÜSE CREME AUF CROSTINI

Pro Port.: 515 kJ/123 kcal • Chol.: 10 mg
F: 5 g • E: 8 g • KH: 10 g • Ballastst.: 3 g

reicht für 4   dauert 10 Minuten

Basiscreme
200 g Kräuterfrischkäse light oder Quark (20 % Fett) • 2–3 EL Joghurt Salz • frisch gemahlener Pfeffer 1 Bund Schnittlauch, Petersilie oder Dill oder 1 Kistchen Kresse oder einige Blätter Rucola
Gemüsevarianten
1 Tomate • 1 Schalotte • 1/2 Paprikaschote • 5 cm Salatgurke • 2 saure Gurken • 8 Radieschen • 1 Avocado
außerdem
4 Scheiben Vollkornbrötchen oder -baguette • 1–2 EL Sonnenblumen-, Kürbiskerne oder Sesamsamen

1 Für die Basiscreme Quark und Joghurt verrühren, mit Salz und Pfeffer würzen. Die Kräuter waschen, trockenschütteln, fein hacken und einrühren.

2 Das gewählte Gemüse waschen und putzen. Tomaten, Paprika, Radieschen, Schalotte und saure Gurken sehr fein hacken. Salatgurke raspeln, Avocado schälen, vom Kern drehen und das Fruchtfleisch mit einer Gabel zerdrücken. Das zerkleinerte Gemüse in die Creme rühren, diese mit Salz und Pfeffer abschmecken.

3 Die Brotscheiben toasten und mit der Gemüsecreme bestreichen. Die Samen ohne Fett in einer Metallpfanne rösten und darüber streuen.

SANDWICH MIT HÄHNCHEN BRUST

Pro Port.: 621 kJ/148 kcal • Chol.: 42 mg
F: 4 g • E: 15 g • KH: 12 g • Ballastst.: 2 g

reicht für 4   dauert 15 Minuten

200 g Hähnchenbrustfilet • 1/2 EL Öl 4 Scheiben Vollkorntoast • 4 Salatblätter • 4 Tomaten • 2 saure Gurken oder 1/4 frische Salatgurke • 2 EL Kräuterfrischkäse oder Kräuter-Crème-fraîche frisch gemahlener Pfeffer

1 Hähnchenbrustfilets kalt abwaschen, trockentupfen und im heißen Öl von beiden Seiten 5 bis 7 Minuten braten.

2 Inzwischen die Brotscheiben toasten. Salatblätter waschen und abtropfen lassen. Tomaten und frische Gurke waschen und in 5 Millimeter dicke Scheiben schneiden.

3 Die Toastscheiben mit dem Frischkäse bestreichen und mit Salatblättern belegen. Die gebratenen Hähnchenbrustfilets in Scheiben schneiden, fächerartig mit Gurke und Tomatenscheiben auf den Toastscheiben anrichten. Mit Pfeffer bestreuen.

TIPP

Sie können die Brotscheiben auch klassisch mit Käse oder Schinken belegen. Aber diese eiweißhaltigen, Säure bildenden Zutaten immer mit Basen lieferndem Gemüse und/oder Avocado kombinieren, damit der für die Bildung der Glückshormone nötige Nährstoffmix sichergestellt ist.

TOAST MIT PILZEN UND ZUCCHINI

Pro Port.: 918 kJ/219 kcal • Chol.: 40 mg
F: 14 g • E: 12 g • KH: 11 g • Ballastst.: 2 g

reicht für 4   dauert 30 Minuten

**100 g Champignons • 200 g Zucchini
1 Zwiebel • 20 g Butter • 4 Stängel
Petersilie • Salz • frisch gemahlener
Pfeffer • 4 Scheiben Vollkorntoast
4 Scheiben Emmentaler oder Gouda**

1 Die Pilze putzen und in 5 Millimeter feine Scheiben schneiden. Zucchini waschen und in 3 Millimeter feine Scheiben schneiden. Zwiebel abziehen und in Streifen schneiden.

2 Die Butter erhitzen und die Zwiebel darin leicht anbräunen. Pilze und Zucchini dazugeben, kurz bei großer Hitze anbraten und dann bei reduzierter Hitze 4 bis 5 Minuten weiterdünsten. Petersilie waschen, trockenschütteln, fein hacken und untermischen. Mit Salz und Pfeffer würzen.

3 Den Backofengrill vorheizen. Die Brotscheiben toasten. Die Gemüse-Pilz-Mischung darauf verteilen, die Käsescheiben auflegen. Die Toasts 5 bis 7 Minuten unter dem Grill überbacken.

Die Kresse auf dem Schinkensandwich liefert den Mineralstoff Chrom, der den Fettabbau unterstützt.

SCHINKEN SANDWICH MIT AVOCADO

Pro Port.: 684 kJ/165 kcal • Chol.: 1 mg
F: 10 g • E: 7 g • KH: 10 g • Ballastst.: 2 g

reicht für 4   dauert 15 Minuten

**4 Scheiben Vollkornbrot oder Vollkorntoast • 2 EL Kräuterfrischkäse light
1 Kistchen Kresse • 4 Scheiben magerer Räucherschinken • 4 Kirschtomaten
1 reife Avocado**

1 Die Brotscheiben toasten und mit dem Frischkäse bestreichen.

2 Die Kresse abspülen und abtropfen lassen, vom Beet schneiden und auf den Brotscheiben verteilen. Die Schinkenscheiben darauf legen.

3 Tomaten waschen und halbieren. Die Avocado längs durchschneiden und vom Kern drehen. Das Fruchtfleisch mit einem Löffel im Ganzen aus den Schalen heben und in dünne Scheiben schneiden. Die Avocadoscheiben fächerartig auf die Brote legen und mit den Tomaten garnieren.

INFO

Avocados gehören in einer Ernährung, die für gute Laune und eine gute Figur sorgen soll, regelmäßig auf den Speisezettel: Sie enthalten u. a. die ungesättigte Fettsäure Linolsäure, die die Fettverbrennung im Körper sogar unterstützt.

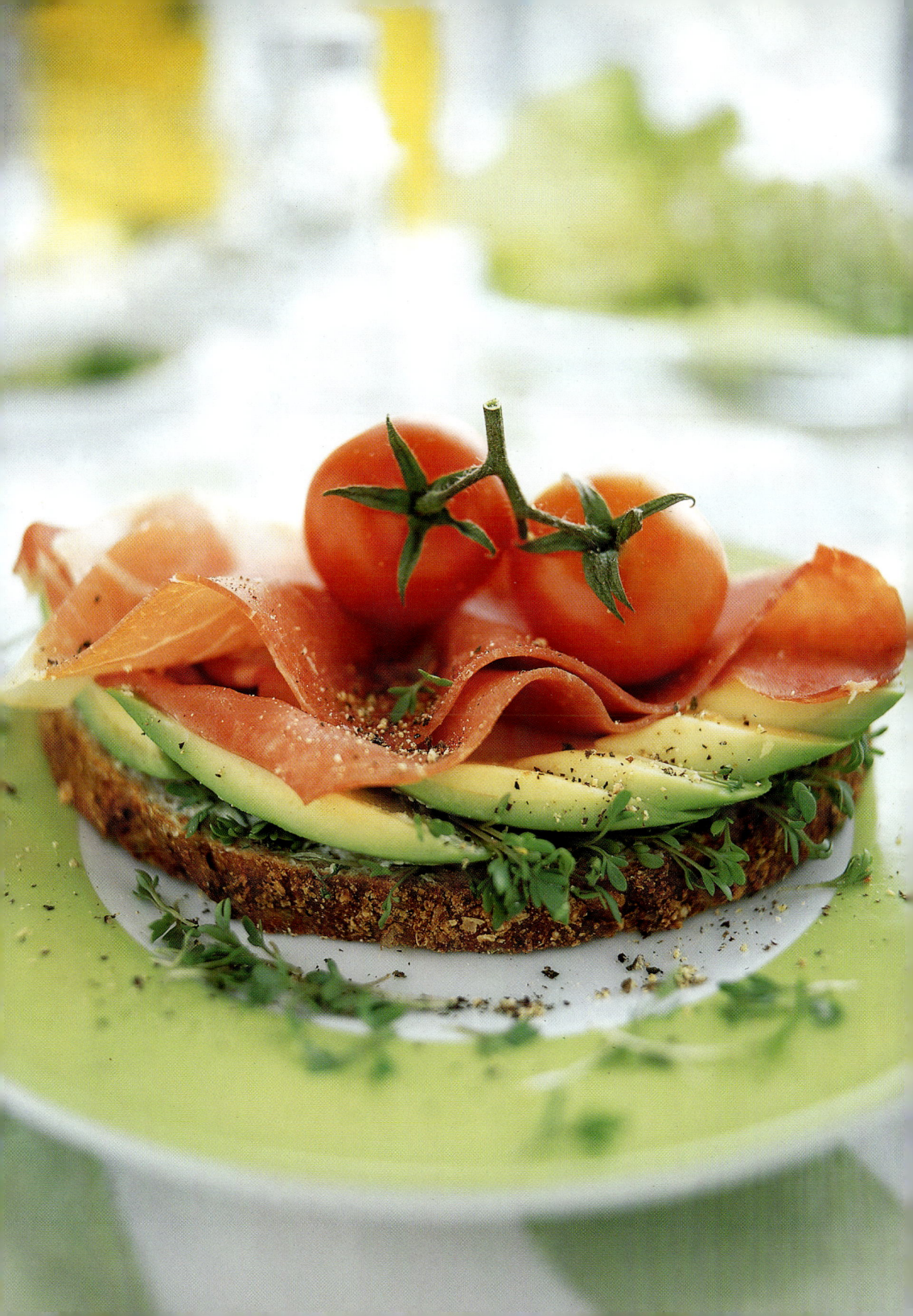

SANDWICH
MIT ZIEGENKÄSE

Pro Port.: 696 kJ/166 kcal • Chol.: 26 mg
F: 11 g • E: 5 g • KH: 12 g • Ballastst.: 1 g

reicht für 4   dauert 15 Minuten

4 Scheiben Vollkornbrot oder Vollkorn-
toast • 100 g cremiger Ziegenfrischkäse
1 EL Kürbiskernöl • 8 Kirschtomaten
oder 4 kleine Tomaten • 8 Basilikum-
blätter • frisch gemahlener Pfeffer

1 Die Brotscheiben toasten. Mit dem Ziegen-
käse bestreichen. Das Kürbiskernöl dekorativ in
kleinen Tropfen auf dem Käse verteilen.

2 Tomaten und Basilikum waschen. Tomaten
halbieren oder vierteln. Die Brote mit den Basili-
kumblättern und Tomatenhälften garnieren.
Pfeffer darüber mahlen.

TIPP

Um die wertvollen Inhaltsstoffe des Kürbis-
kernöls zu erhalten, sollte es nur kalt zum
Verfeinern von Speisen verwendet werden.

Kürbiskernöl lässt schon durch sein
wunderbar nussiges Aroma Genießer-
herzen höher schlagen, es trägt darüber hinaus aber auch mit seinem
hohen Vitamin-E-Gehalt zum Wohlbefinden bei: Vitamin E schützt die
Zellen, hält sie jung und stärkt das
Immunsystem.

FILETTOAST MIT PAPRIKA

Pro Port.: 1164 kJ/278 kcal • Chol.: 54 mg
F: 18 g • E: 17 g • KH: 12 g • Ballastst.: 2 g

reicht für 4   dauert 30 Minuten

2 große Zwiebeln • 2 EL Olivenöl
1 rote oder gelbe Paprikaschote
1 Bund Petersilie • Salz • frisch gemah-
lener Pfeffer • 4 Scheiben Vollkorntoast
4 Scheiben Schweinefilet (ca. 1 1/2 cm)
2 EL Kräuterfrischkäse • 4 Scheiben
Gouda

1 Zwiebeln abziehen und in Streifen schneiden. Die Hälfte des Öls erhitzen und die Zwiebeln darin goldgelb braten.

2 Paprikaschote waschen, Stielansatz und Samen entfernen. Die Schote in schmale Strei-fen schneiden, diese zu den Zwiebeln geben und etwa 10 Minuten mitdünsten.

3 Die Petersilie waschen, trockenschütteln, fein hacken und untermischen. Das Gemüse mit Salz und Pfeffer würzen.

4 Die Brotscheiben toasten. Die Fleisch-scheiben abtupfen und im restlichen Öl von bei-den Seiten jeweils 4 bis 5 Minuten braten. Den Backofengrill vorheizen.

5 Den Kräuterfrischkäse auf die Toastscheiben streichen. Die Gemüsemischung darauf vertei-len. Fleisch und Käsescheiben darauf legen. Die Toasts 5 bis 7 Minuten unter dem Grill über-backen.

Dekorativ sehen die Toasts aus, wenn sie als Dreieck übereinander geklappt werden.

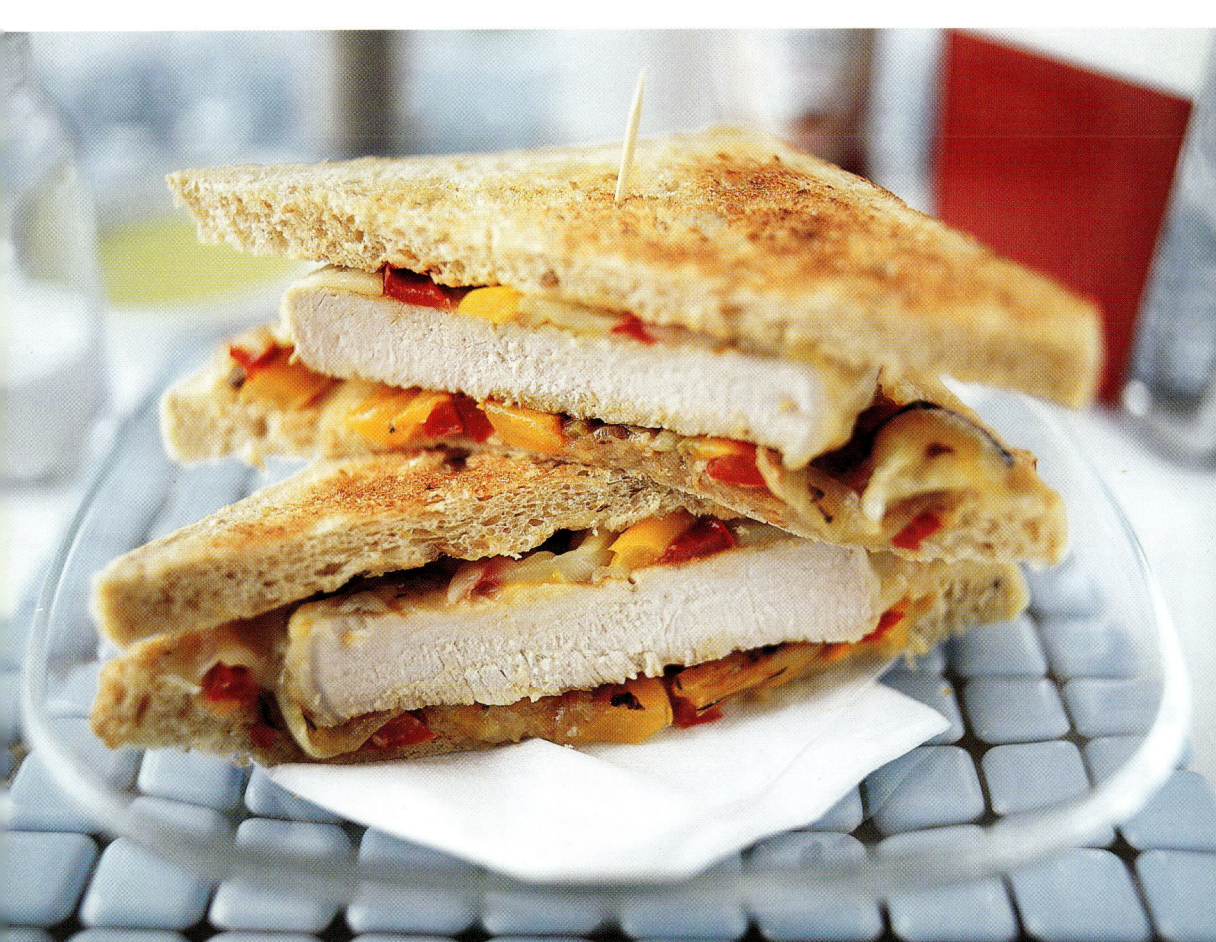

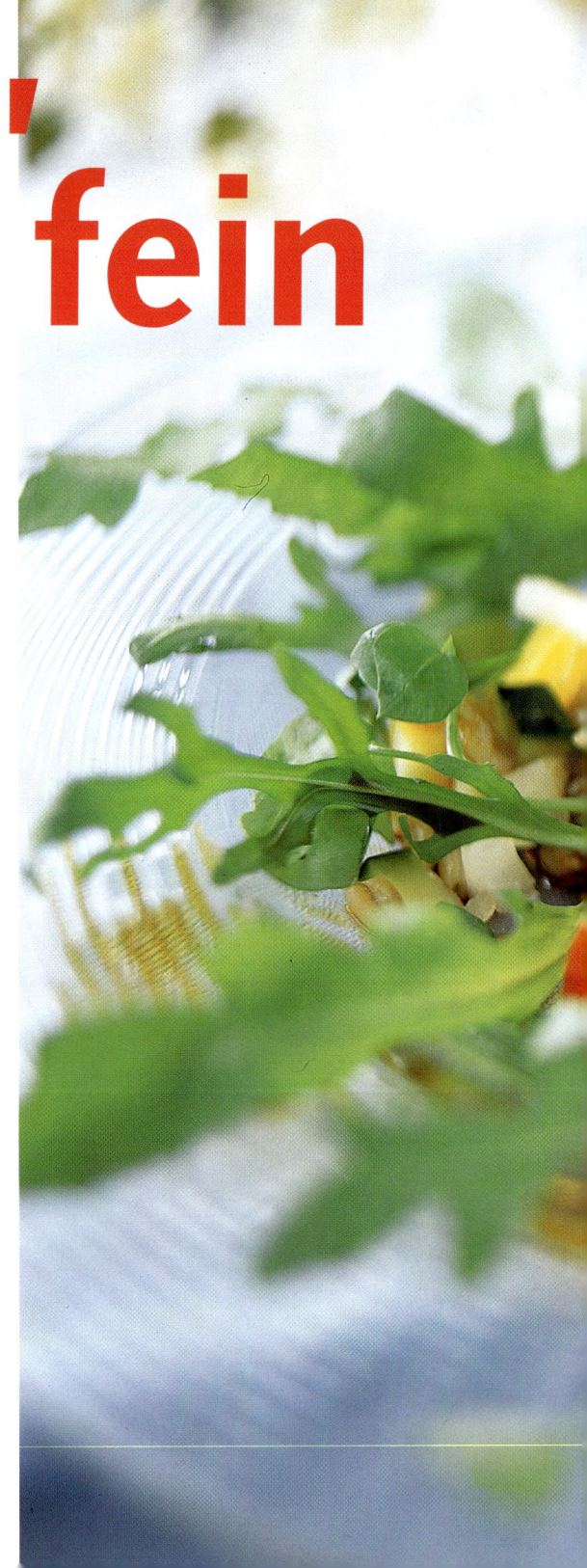

Klein, aber fein

Suppen, Snacks und Vorspeisen

Die folgenden Rezepte für kleine und schnelle Gerichte sind ideale Glücksnahrung: Sie liefern hochwertiges Eiweiß, ein ausgewogenes Angebot an Mikronährstoffen und vollwertigen Kohlenhydraten.

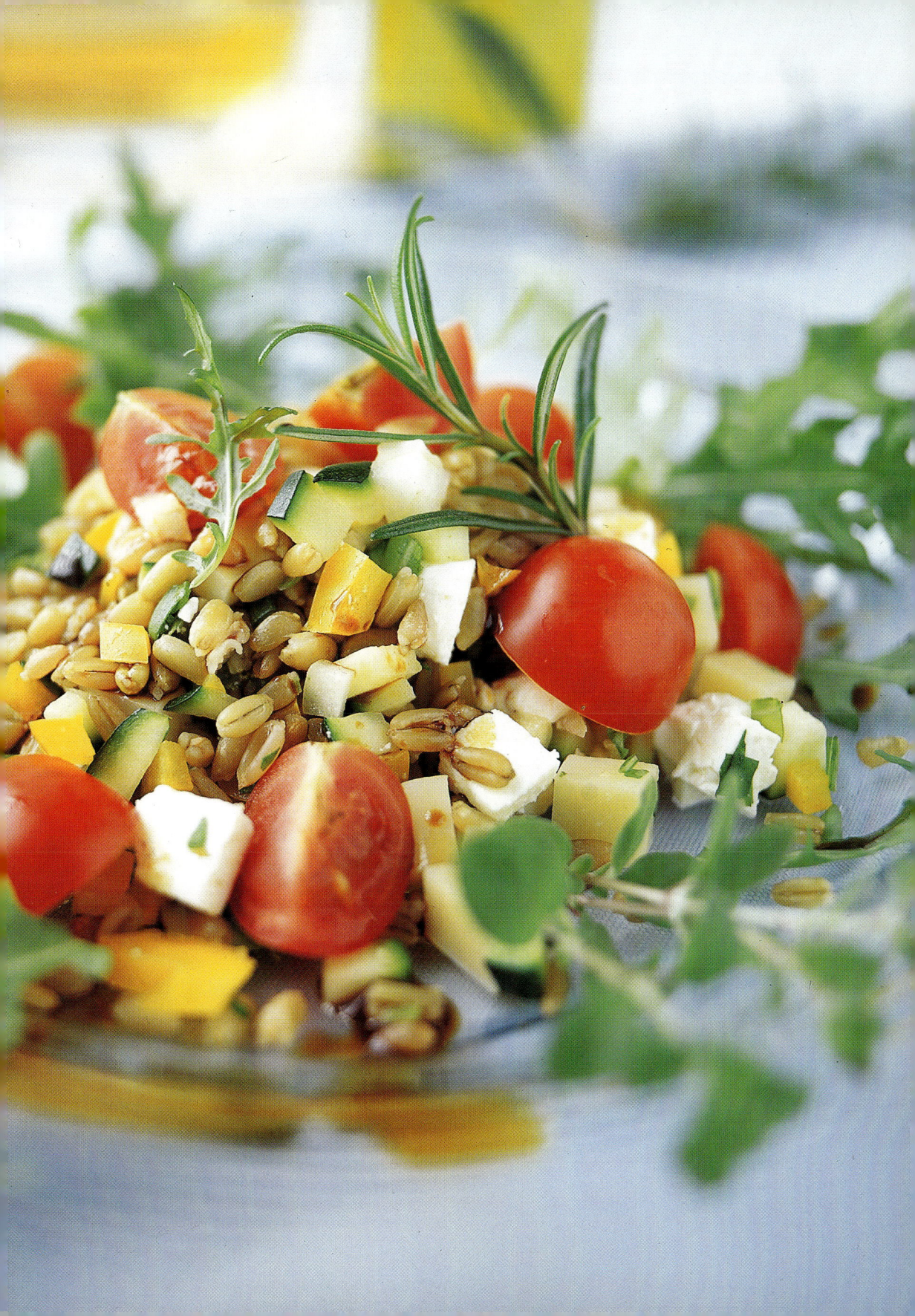

TOMATEN MOZZARELLA SPIESSE

Pro Port.: 203 kJ/49 kcal • Chol.: 69 mg
F: 3 g • E: 4 g • KH: 1 g • Ballastst.: 0 g

reicht für 8 Spießchen   dauert 10 Minuten

**8 Kirschtomaten • 8 Basilikumblätter
8 kleine Mozzarellakugeln • Salz
frisch gemahlener Pfeffer
außerdem
8 Zahnstocher**

1 Die Tomaten waschen. Basilikumblätter waschen und abtropfen lassen. Die Mozzarellakugeln salzen und pfeffern.

2 Je 1 Mozzarellakugel mit 1 Basilikumblatt und 1 Tomate auf einen Zahnstocher spießen, die Spieße auf einer Platte anrichten.

PUMPERNICKEL-KÄSE WÜRFEL

Pro Port.: 280 kJ/67 kcal • Chol.: 9 mg
F: 4 g • E: 3 g • KH: 5 g • Ballastst.: 1 g

reicht für 8 Häppchen   dauert 20 Minuten

**2 EL Crème fraîche • 1/2 TL edelsüßes
Paprikapulver • 1 EL Schnittlauch-
röllchen • 3 Scheiben Pumpernickel
2 Scheiben Schnittkäse • 8 grüne Oliven
oder Kirschtomaten
außerdem
8 Zahnstocher**

1 Crème fraîche mit Paprika und Schnittlauch verrühren. Je eine Seite der Brotscheiben mit der Creme bestreichen.

2 Auf die erste Brotscheibe 1 Scheibe Käse legen, die zweite Scheibe mit der bestrichenen Seite nach oben darauf legen und die nächste Käsescheibe darauf legen. Die letzte Pumpernickelscheibe mit der bestrichenen Seite auf den Käse legen.

3 Die Brotscheiben gut zusammendrücken und mit einem scharfen Messer in acht oder neun gleich große Würfel zerteilen. Die Brotwürfel mit Zahnstochern fixieren. Je 1 Olive oder Tomate obenauf spießen.

INFO

Bei hohem Blutzuckerspiegel wird vermehrt Fett in die Zellen eingebaut. Gleichzeitig hemmt ein hoher Insulinspiegel den Fettabbau – ungünstige Voraussetzungen, um Gewicht zu reduzieren. Daher: Lebensmittel aus dem Bereich »reichlich verzehren« (s. S. 18/19) bevorzugen.

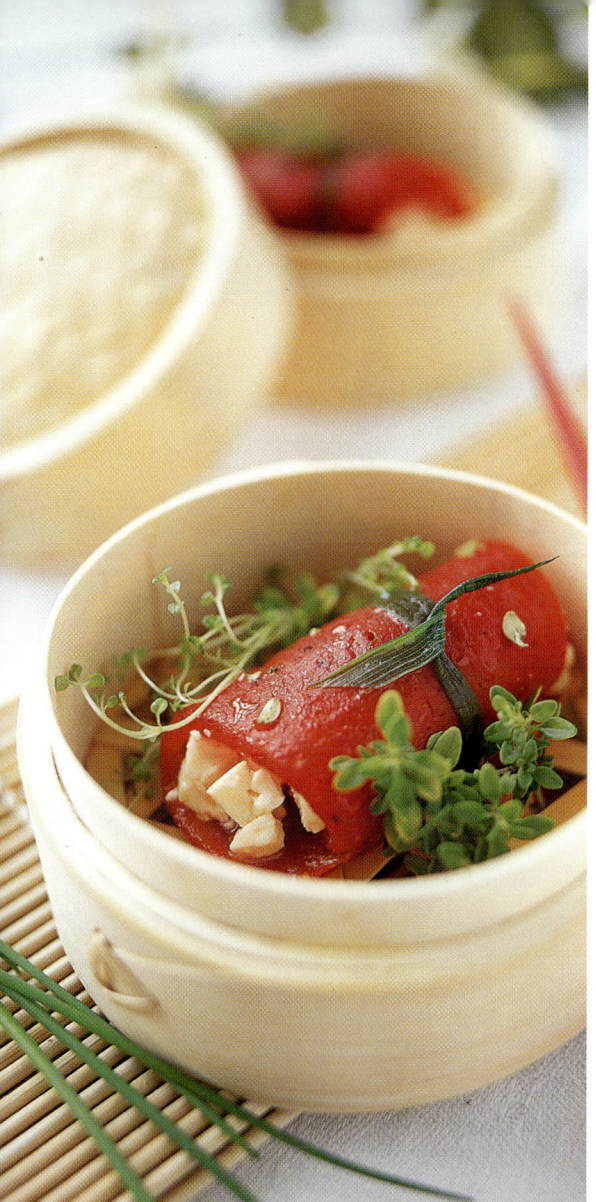

PAPRIKA
SCHAFSKÄSE
PÄCKCHEN

**Pro Port.: 282 kJ/67 kcal • Chol.: 90 mg
F: 5 g • E: 5 g • KH: 1 g • Ballastst.: 1 g**

reicht für 8 Stück   dauert 30 Minuten

**2 rote Paprikaschoten • Salz • frisch
gemahlener Pfeffer • 1 TL Thymianblättchen, frisch oder getrocknet • 200 g
weicher Schafskäse oder Ziegenfrischkäse • einige Schnittlauchhalme**

1 Die Paprikaschoten waschen, putzen und
längs in vier Teile schneiden. Die Paprikaschoten
mit der Hautseite nach unten in eine Pfanne
legen. Diese erhitzen und die Schoten einige
Minuten trocken»rösten«. 1 Tasse Wasser angießen, den Deckel auflegen und die Schoten
10 Minuten dünsten.

2 Den Deckel abheben und die Flüssigkeit verdunsten lassen. Die Schoten herausnehmen, abkühlen lassen, die Haut abziehen. Die Stücke mit
Salz und Pfeffer würzen, mit Thymian bestreuen.

3 Den Käse in etwa 2 Zentimeter große Würfel
schneiden, auf die Paprikastücke legen und
diese einrollen. Die Päckchen mit Schnittlauch-
halmen zubinden.

*Wenn es schnell gehen soll, kaufen Sie
fertig abgezogene Paprikaschoten in Dosen.
Eventuell die Päckchen mit Zahnstochern
fixieren.*

INFO

Paprikaschoten enthalten besonders
viel Vitamin C – sogar noch mehr
als Zitrusfrüchte. Dieses Vitamin ist
ein unverzichtbarer Partner bei der
Bildung der Glückshormone.

Handkäse hat die richtige Reife, wenn er sich gut weich anfühlt und »glasig« aussieht, also in der Mitte keinen festen, weißlichen Kern mehr hat.

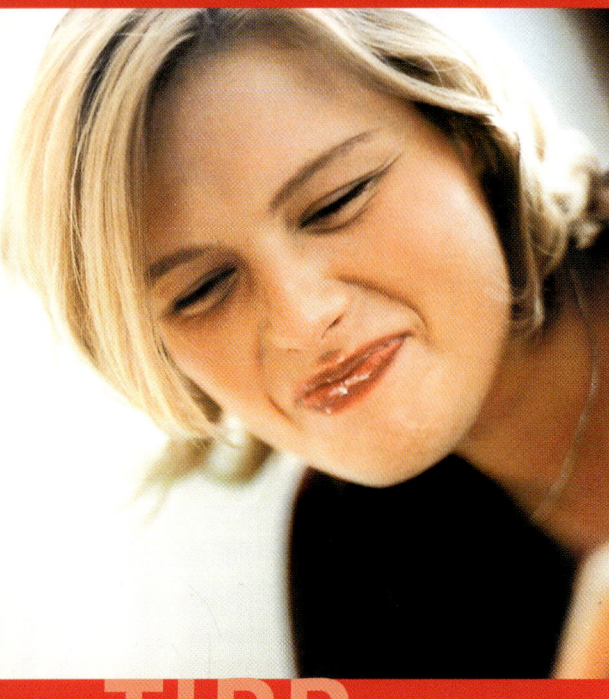

HANDKÄSE
SALAT

Pro Port.: 709 kJ/169 kcal • Chol.: 2 mg
F: 3 g • E: 16 g • KH: 3 g • Ballastst.: 1 g

reicht für 4   dauert 15 Minuten, mariniert 30 Minuten

400 g reifer Handkäse (Sauermilch-käse) • 1 Zwiebel • 2 Frühlingszwie-beln • 4 EL milder Kräuteressig • 4 EL Apfelwein, Weißwein oder Mineral-wasser • 4 EL Oliven- oder Sonnen-blumenöl • Salz • frisch gemahlener Pfeffer • 1 Prise gemahlener Kümmel 200 g Kirschtomaten • 4 saure Gurken 4 Stängel Petersilie

1 Handkäse in etwa 1/2 Zentimeter dicke Schei-ben schneiden und diese in eine Schüssel geben. Zwiebel abziehen, halbieren und fein würfeln. Frühlingszwiebeln waschen, putzen und in Ringe schneiden.

2 Zwiebeln mit Essig, Wein oder Mineralwasser, Öl, Salz, Pfeffer und Kümmel zum Käse geben und alles vermischen. Das Gefäß abdecken und mindestens 30 Minuten durchziehen lassen.

3 Tomaten waschen und halbieren. Gurken in feine Scheiben schneiden. Beides unter den Salat mischen. Petersilie waschen, trocken-schütteln, fein schneiden und untermischen.

TIPP

Handkäse, der deftige kleine Käse mit dem supergünstigen Fett-Eiweiß-Preisverhältnis (wenig Fett, viel hoch-wertiges Eiweiß, preiswert) ist ideal für die Glücksernährung. Zusammen mit einem frisch gebackenen, knus-prigen Vollkorn-Soja-Brot ergibt sich eine Kombination, die nur wenig Kalorien, dabei aber alle Grundstoffe für Glückhormone enthält.

GEMÜSE CARPACCIO

Pro Port.: 312 kJ/75 kcal • Chol.: 13 mg
F: 5 g • E: 5 g • KH: 2 g • Ballastst.: 1 g

reicht für 4   dauert 15 Minuten

1 Kohlrabi • Salz • frisch gemahlener Pfeffer • 1 EL Kürbiskern- oder Olivenöl 1–2 EL Zitronensaft • 50 g roher, luftgetrockneter Schinken • 20 g Parmesan am Stück • 1 Bund Petersilie

1 Kohlrabi schälen, in hauchdünne Scheiben hobeln und diese auf einer Platte verteilen. Mit Salz und Pfeffer würzen. Das Öl in kleinen Tropfen über die Scheiben träufeln, ebenso den Zitronensaft.

2 Den Schinken in Streifen schneiden und spiralförmig auf den einzelnen Kohlrabischeiben verteilen. Vom Parmesan mit einem Sparschäler Streifen abhobeln und diese auf den Schinken setzen.

3 Die Petersilie waschen, trockenschütteln und das Gemüsecarpaccio mit Petersilienblättchen garnieren. Pfeffer großzügig darüber mahlen.

ROASTBEEF RÖLLCHEN

Pro Port.: 381 kJ/91 kcal • Chol.: 29 mg
F: 4 g • E: 11 g • KH: 3 g • Ballastst.: 1 g

reicht für 4   dauert 30 Minuten

150 g fettarmer Kräuterfrischkäse 2–3 EL Joghurt • 2 EL geriebener Meerrettich • 1 kleine Zwiebel • 1 Bund Rucola • Salz • frisch gemahlener Pfeffer • 8 dünne Scheiben Roastbeefbraten

1 Frischkäse mit Joghurt und Meerrettich verrühren. Die Zwiebel abziehen und fein würfeln. Rucola waschen und trockenschütteln.

2 Etwa die Hälfte der Rucola fein schneiden und mit den Zwiebeln in die Creme rühren, diese mit Salz und Pfeffer abschmecken.

3 Die Creme portionsweise auf die Roastbeefscheiben setzen, die Scheiben aufrollen und mit der restlichen Rucola garniert anrichten.

Gemüsecarpaccio und Roastbeefröllchen werden gerne zu einem Aperitif verzehrt.

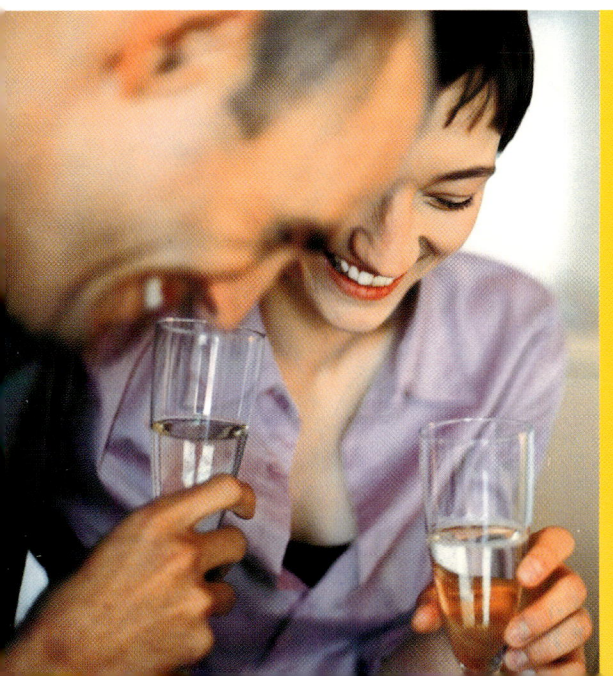

INFO

Nur Basenüberschuss im Stoffwechsel stellt eine optimale Vitalstoffversorgung und so die Bildung der Glückshormone sicher. Eiweißreiche Lebensmittel (in den Rezepten oben Fleisch und Käse) verursachen Säureüberschuss und sollten daher immer mit Basenbildnern (reichlich Gemüse) kombiniert werden.

GURKEN MIT
SHRIMPS

**Pro Port.: 399 kJ/95 kcal • Chol.: 37 mg
F: 3 g • E: 7 g • KH: 9 g • Ballastst.: 1 g**

reicht für 4   dauert 15 Minuten

2 kleine bis mittlere Salatgurken • 125 g fettarmer Frischkäse oder Quark (20 % Fett) • 1 Bund Dill oder Schnittlauch • Salz • frisch gemahlener Pfeffer 100 g kleine Shrimps in Lake oder aufgetaute TK-Shrimps • 1–2 TL Zitronensaft • 4 Kopfsalatblätter

1 Gurken waschen, mit einem Sparschäler streifig schälen und in ca. 4 Zentimeter lange Stücke schneiden. Gurkenstücke mit einem kleinen Löffel aushöhlen, dabei einen Rand stehen lassen.

2 Das Gurkenfruchtfleisch fein hacken. Kräuter waschen, trockenschütteln und fein schneiden. Gurkengehacktes und Kräuter in den Frischkäse einrühren, mit Salz und Pfeffer würzen.

3 Die Shrimps abspülen, einige für die Garnitur beiseite legen, die restlichen grob hacken, mit Zitronensaft beträufeln und einrühren.

4 Die Käsecreme nochmals abschmecken, in die Gurken füllen und mit den zurückbehaltenen Shrimps garnieren. Die Salatblätter waschen, trockentupfen, auf Teller legen und die Gurkenstücke darauf anrichten.

Sieht toll aus, ist schnell zubereitet und schmeckt einfach köstlich – wer denkt bei den Gurken mit Shrimps schon an Diät?

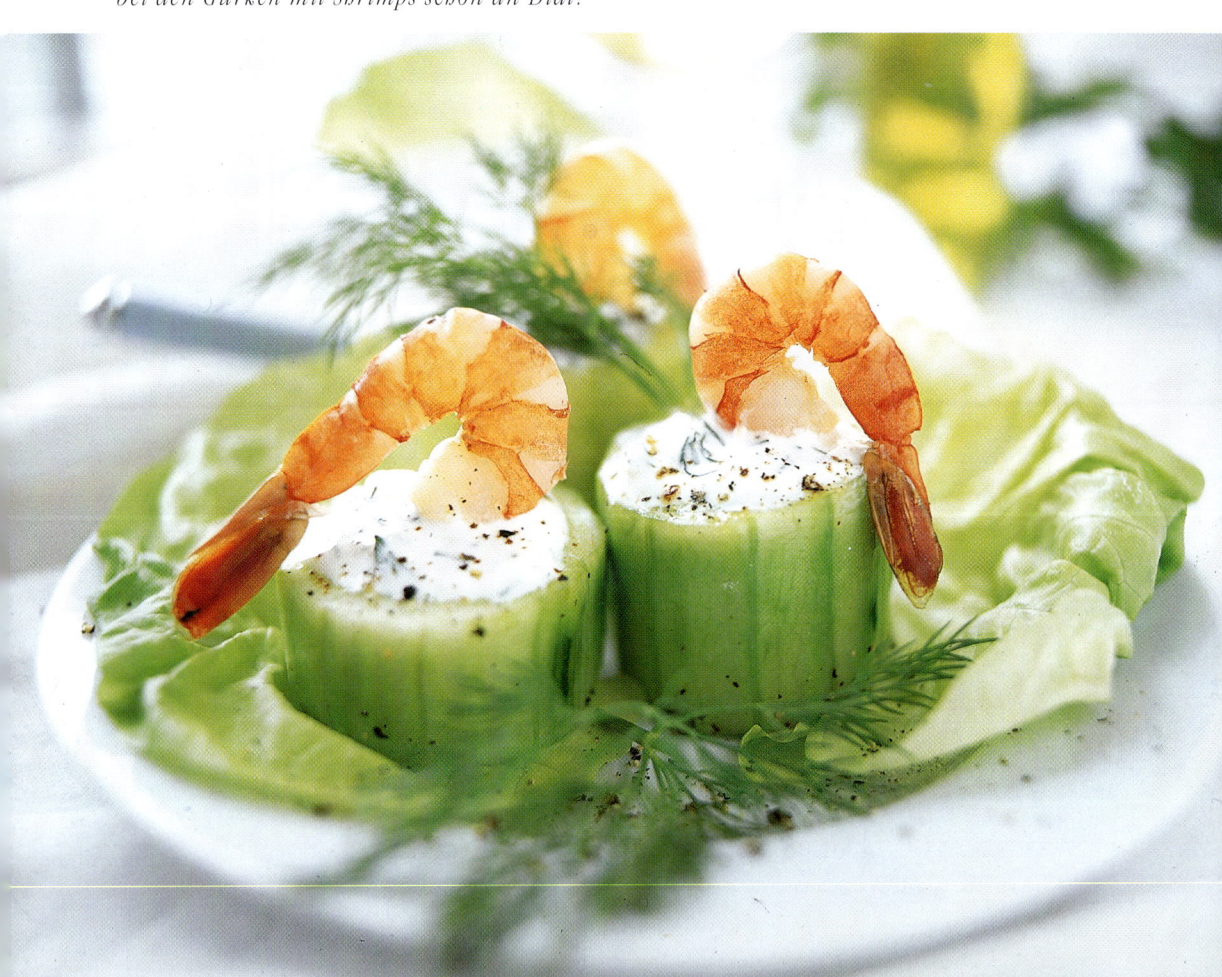

ROHKOST
MIT AVOCADODIP

Pro Port.: 661 kJ/158 kcal • Chol.: 5 mg
F: 11 g • E: 5 g • KH: 10 g • Ballastst.: 8 g

reicht für 4   dauert 15 Minuten

**je 1 gelbe, rote und grüne Paprika-
schote • 2 Möhren • 4 Stangen Staudensellerie • 1 Kohlrabi**
für den Dip
**1 reife Avocado • 150 g Joghurt • 1–2 TL
Zitronensaft • Salz • frisch gemahlener
Pfeffer • 1 Bund Petersilie oder 1 Kistchen Kresse**

1 Die Avocado längs halbieren und die Hälften
vom Kern drehen. Das Fruchtfleisch mit einem
Löffel auslösen, zusammen mit Joghurt und
Zitronensaft mit einer Gabel oder im Blitzhacker
zu einer cremigen Masse verarbeiten. Mit Salz
und Pfeffer würzen. Petersilie oder Kresse
waschen, fein schneiden und einrühren.

2 Paprikaschoten waschen, Kerne und weiße
Trennwände entfernen, und die Schoten längs in
1 Zentimeter breite Streifen schneiden. Möhren
waschen, putzen und in Streifen schneiden. Die
Selleriestangen waschen, Fäden abziehen, längs
in vier Streifen und diese in 10 Zentimeter lange
Stücke schneiden. Den Kohlrabi schälen, in
1 Zentimeter dicke Scheiben und diese ebenfalls
in Streifen schneiden. Die Gemüsestreifen mit
der Creme zum Dippen servieren.

GEFÜLLTE
TOMATEN

Pro Port.: 286 kJ/68 kcal • Chol.: 4 mg
F: 3 g • E: 5 g • KH: 4 g • Ballastst.: 2 g

reicht für 4   dauert 15 Minuten

**4 mittelgroße Tomaten • 100 g körniger
Frischkäse (ersatzweise Quark oder
fettarmer cremiger Frischkäse) • 1 kleine gelbe Paprikaschote • 8–12 Basilikumblätter • Salz • 4 Salatblätter
1–2 EL Sonnenblumenkerne**

1 Tomaten waschen und halbieren, die Stielan-
sätze ausschneiden. Die Kerne mit dem weichen
Fruchtfleisch darum entfernen, hacken und zum
Frischkäse geben.

2 Die Paprikaschote waschen, Kerne und weiße
Trennwände entfernen, und die Schoten sehr
fein würfeln. Das Basilikum waschen, die Hälfte
der Blätter grob schneiden und zusammen mit
der Hälfte der Paprikawürfel in den Frischkäse
einrühren. Die Creme mit Salz abschmecken
und in die Tomaten füllen.

3 Salatblätter waschen und abtropfen lassen,
auf einer Platte ausbreiten. Die gefüllten Tomaten darauf anrichten. Die Sonnenblumenkerne
ohne Fett anrösten, zusammen mit den restlichen Paprikawürfeln darüber streuen, mit Basi-
likumblättern garnieren.

INFO

Shrimps machen nicht nur Gourmets
glücklich: Die in Garnelen reichlich
enthaltenen Mineralstoffe Jod und
Zink sind an der Bildung der Wachs-
tumshormone und an der Steuerung
des Fettabbaus beteiligt.

TIPP

Diese kleinen Gerichte eignen sich
für einen schnellen gesunden Imbiss
ebenso gut wie für ein Buffet.

GLASNUDEL
SALAT

**Pro Port.: 695 kJ/166 kcal • Chol.: 35 mg
F: 7 g • E: 8 g • KH: 16 g • Ballastst.: 2 g**

reicht für 4   dauert 30 Minuten

**50 g Glasnudeln • 100 g Sojabohnen-
sprossen (frisch oder aus dem Glas)
1/2 Salatgurke • 1 Möhre • 2 Stangen
Staudensellerie • 1 Frühlingszwiebel
1–2 cm Ingwerwurzel • 100 g Nordsee-
garnelen in Lake • 1 EL Zitronensaft
1–2 EL Reis- oder Obstessig • 2 EL Sojasauce • 1 TL Fruchtzucker • 2 EL Sesam-
öl (ersatzweise Olivenöl) • Salz • frisch
gemahlener Pfeffer**

1 Die Glasnudeln mit etwa 1/4 Liter kochendem Wasser übergießen und etwa 5 Minuten
quellen lassen. Die Nudeln abgießen, mit kaltem Wasser abschrecken und abtropfen lassen.
Auf einem Brett in etwa 4 Zentimeter lange
Stücke schneiden.

2 Frische Sojabohnensprossen abspülen und in
wenig Wasser 5 Minuten kochen. Sprossen aus
dem Glas abtropfen lassen.

3 Die Gurke waschen und nach Belieben schälen. Möhre waschen und putzen. Selleriestangen waschen, putzen und die Fäden abziehen.
Alles Gemüse längs in sehr feine mundgerechte
Streifen schneiden. Frühlingszwiebel waschen,
putzen und in feine Ringe schneiden. Ingwer
schälen und sehr fein schneiden. Gemüsestreifen, Frühlingszwiebelringe und Ingwer mit den
Nudeln mischen.

4 Die Garnelen abgießen und mit dem Zitronensaft mischen. Essig, Sojasauce mit Fruchtzucker
und Öl verrühren und alles untermischen. Den
Salat mit Salz und Pfeffer abschmecken.

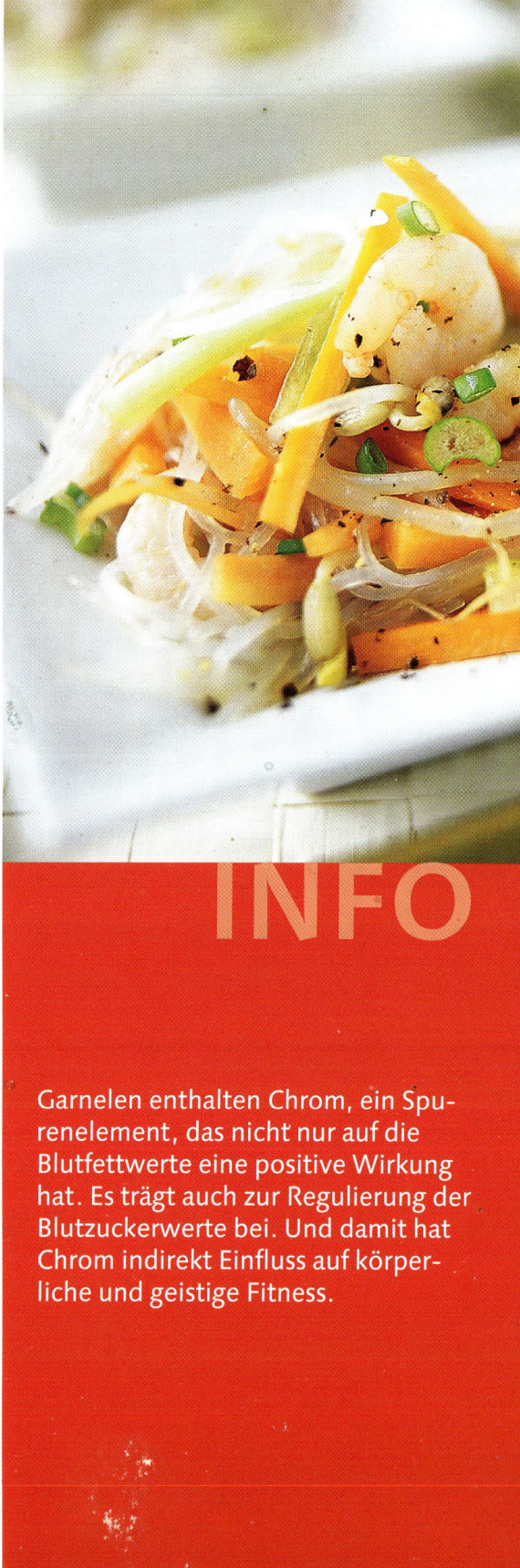

INFO

Garnelen enthalten Chrom, ein Spurenelement, das nicht nur auf die
Blutfettwerte eine positive Wirkung
hat. Es trägt auch zur Regulierung der
Blutzuckerwerte bei. Und damit hat
Chrom indirekt Einfluss auf körperliche und geistige Fitness.

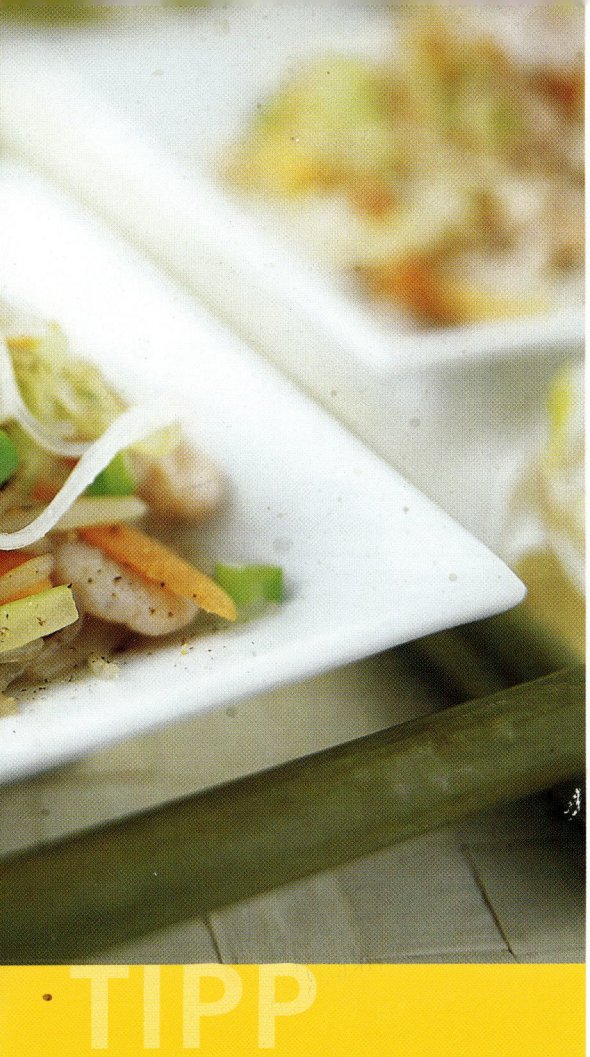

SAUERKRAUT
SALAT

Pro Port.: 847 kJ/203 kcal • Chol.: 0 mg
F: 13 g • E: 4 g • KH: 15 g • Ballastst.: 7 g

reicht für 4–6   dauert 20 Minuten

500 g frisches Sauerkraut • 2 Äpfel
1 Möhre • 4 Frühlingszwiebeln • 2 TL
Agavensirup oder Fruchtzucker • 2 EL
Sauerkrautsaft (ersatzweise Essig)
2 EL Sojasauce • 4 EL kaltgepresstes
Sonnenblumenöl oder Olivenöl • 2 EL
Sonnenblumenkerne

1 Das Kraut auf einem Brett grob schneiden und in eine Salatschüssel geben. Äpfel waschen, vierteln, das Kerngehäuse entfernen und die Viertel quer in feine Scheibchen schneiden.

2 Die Möhre waschen, putzen, fein raspeln und zusammen mit den Äpfeln unter das Kraut mischen. Frühlingszwiebeln waschen und putzen, in Streifen schneiden und dazugeben.

3 Sirup oder Zucker mit Sauerkrautsaft, Sojasauce und Öl verrühren. Die Sauce über die Zutaten geben und alles gründlich vermischen.

4 Die Sonnenblumenkerne in einer Pfanne trocken rösten und darüber streuen. Den Salat vor dem Servieren etwas durchziehen lassen.

TIPP

Ein bis zwei Äpfel pro Tag, mit Schale verzehrt, sind eine komplette kleine Fitnessmahlzeit. Sie liefern wichtige Mikronährstoffe und stillen den Hunger, ohne viele Kalorien zu liefern – ideal auch als Zwischenmahlzeit.

Ein knuspriges Toastbrot passt am besten zu dem Glasnudelsalat.

LINSEN SALAT

Pro Port.: 1409 kJ/336 kcal • Chol.: 14 mg
F: 7 g • E: 25 g • KH: 41 g • Ballastst.: 12 g

reicht für 4   dauert 40 Minuten

**300 g kleine grüne oder braune Linsen
1 Möhre • 1 Zwiebel • 1 Lorbeerblatt
1 Nelke • 2–3 EL Sherryessig • 1 EL
Aceto balsamico • 2 EL Traubenkern-
oder Sonnenblumenöl • Salz • frisch
gemahlener Pfeffer • 1 rote Paprikaschote • 1 gelbe Paprikaschote • 2 Frühlingszwiebeln (ersatzweise 1 kleine
Stange Porree oder 1 Bund Schnittlauch) • 100–150 g Schafskäse • 1 Kistchen Kresse oder 50 g Rucola**

1 Die Linsen verlesen, in einem Sieb abspülen
und in einen Topf geben. Etwa 1/2 Liter Wasser
angießen. Möhre waschen und putzen. Die
Zwiebel abziehen, Lorbeerblatt und Nelke
darauf stecken und mit der Möhre dazugeben.

2 Das Wasser zum Kochen bringen und die
Linsen 20 bis 25 Minuten kochen lassen. Dann
die Flüssigkeit durch kurzes starkes Kochen
ohne Deckel verdunsten lassen oder abgießen.

3 Zwiebel und Möhre herausnehmen, fein
schneiden, wieder zu den Linsen geben. Das
Gemüse mit Essig, Öl, Salz und Pfeffer würzen.

4 Paprikaschoten waschen, Kerne und weiße
Trennwände entfernen, und die Schote fein
würfeln. Die Frühlingszwiebeln waschen, putzen, in feine Ringe schneiden und zusammen mit den Paprikawürfeln unter die noch
warmen Linsen rühren.

5 Den Schafskäse fein würfeln, ebenfalls untermischen und den Salat abschmecken. Kresse
oder Rucola waschen, trockentupfen, auf
Portionstellern verteilen und den Linsensalat
darauf anrichten.

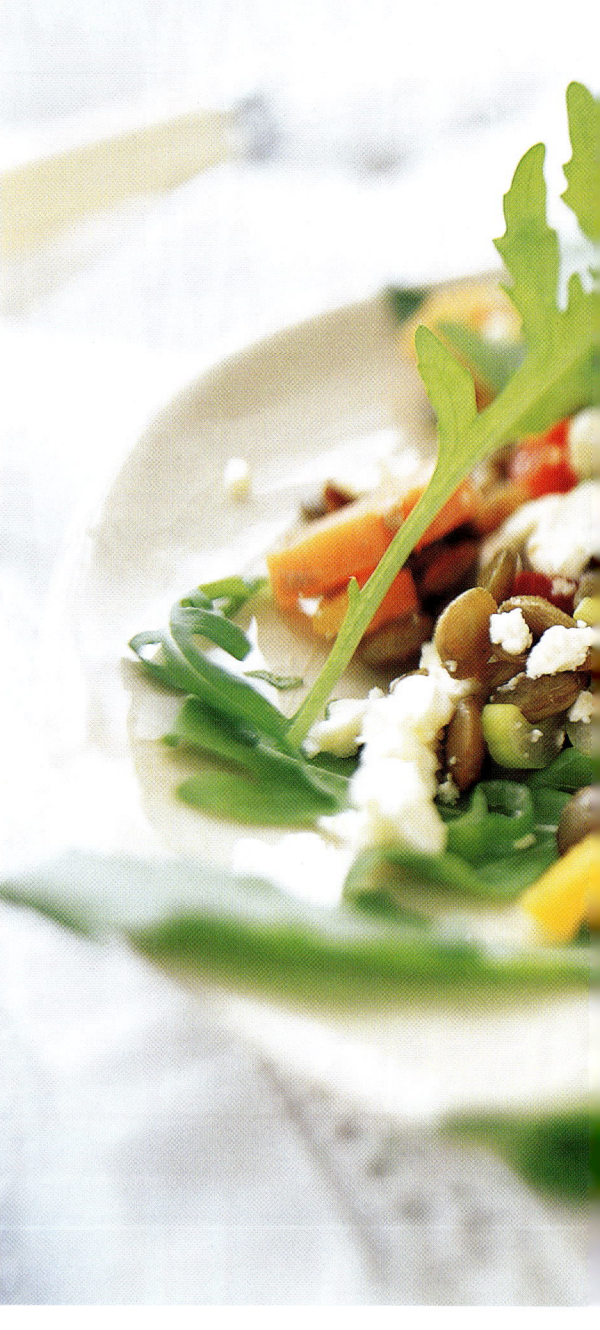

*Anstelle von Schafskäse passt auch Avocado,
Räucherschinken oder geräucherte Enten-
brust in den Linsensalat.*

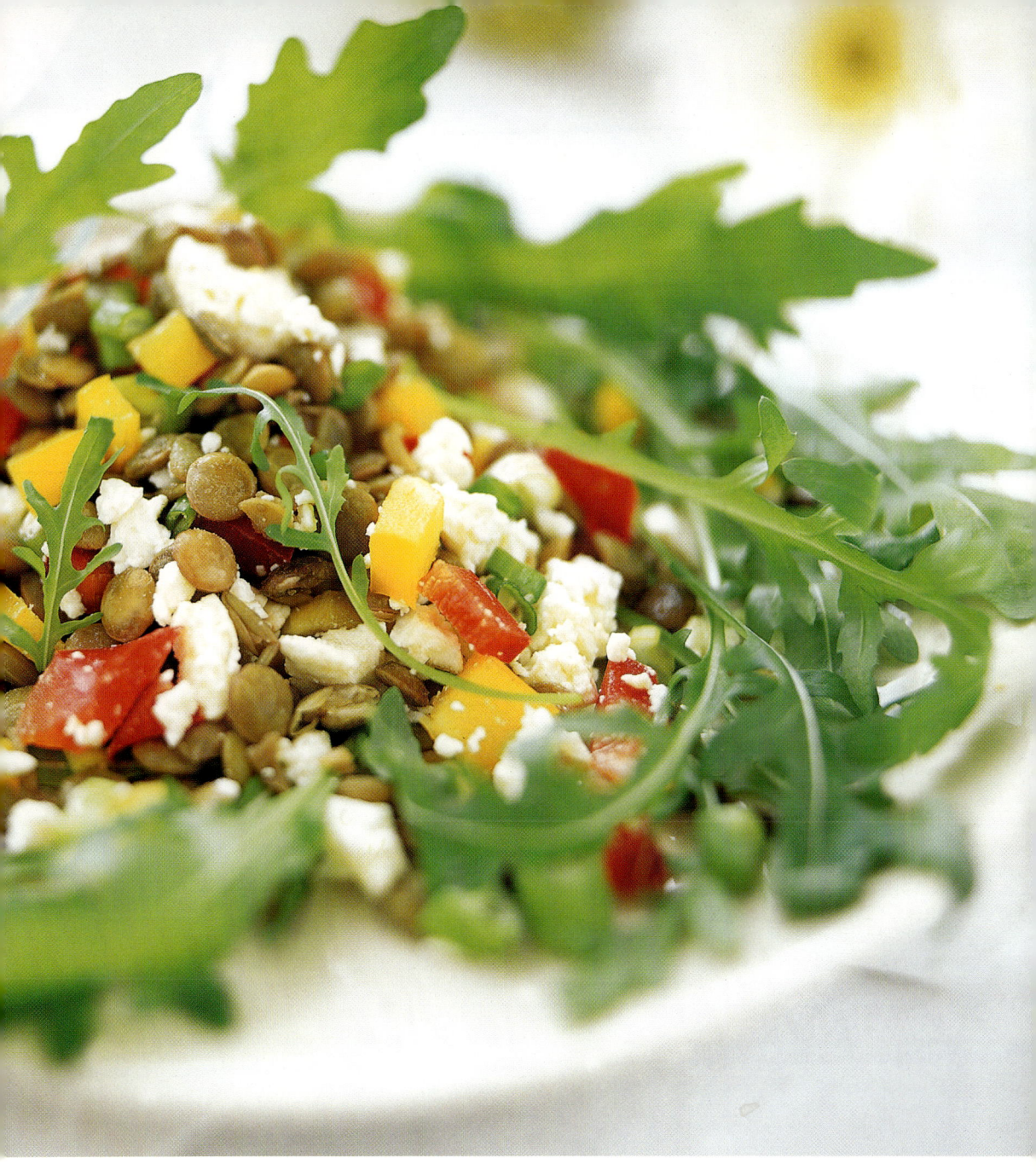

Linsen gehören zu den Toptipps für die Glücksernährung, da sie reichlich sekundäre Pflanzenstoffe, pflanzliche Hormone und für pflanzliche Lebensmittel sehr viel Eiweiß enthalten: 100 Gramm Linsen enthalten mehr Eiweiß als die gleiche Menge Schweineschnitzel!

KERNIGER KÄSE GEMÜSE SALAT

**Pro Port. bei 6: 1227 kJ/292 kcal • Chol.: 19 mg
F: 15 g • E: 14 g • KH: 26 g • Ballastst.: 6 g**

reicht für 4–6   dauert 60 Minuten

**200 g Grünkernkörner • Salz • 1 TL
Sojasauce • 1 kleine Zwiebel • 3–4 EL
Essig oder Zitronensaft • 2 EL Kürbis-
kernöl (ersatzweise Olivenöl) • 100 g
Schafskäse • 100 g Bergkäse • 400 g
Zucchini • 2 gelbe Paprikaschoten • 1 EL
Olivenöl • 250 g Kirschtomaten • 50 g
Rucola • frisch gemahlener Pfeffer**

1 Den Grünkern mit 1/2 Liter Wasser, etwas Salz
und der Sojasauce in einen Topf geben und zum
Kochen bringen. Die Platte zurückschalten und
die Körner zugedeckt bei schwacher Hitze 40 bis
45 Minuten ausquellen lassen.

2 Die Zwiebel abziehen und fein würfeln. Mit
Essig und Kürbiskernöl in eine Schüssel geben
und die Körner einrühren. Beide Käsesorten in
kleine Würfel schneiden und untermischen.

3 Zucchini und Paprika waschen, putzen und in
etwa 1/2 Zentimeter kleine Würfel schneiden.
Das Öl erhitzen und die Gemüsewürfel darin
5 Minuten zugedeckt dünsten.

4 Inzwischen die Tomaten waschen, halbieren,
dabei die Stielansätze ausschneiden. Rucola
waschen, trockenschütteln und grob hacken.
Tomaten, Rucola und das gedünstete Gemüse
zu dem Salat geben, diesen mit Salz und Pfeffer
würzen und abschmecken.

*Der kernige Käse-Gemüse-Salat schmeckt
sehr gut, wenn er einige Zeit durchziehen
kann – ideal zum Mitnehmen.*

Der beschriebene lauwarme Salat
mit gedünstetem Gemüse ist die
besonders leicht verdauliche Variante
für abends. Als kalter Rohkostsalat
zubereitet (mit roher Gurke statt Zucchini und rohen Paprikaschoten) sollte der Salat besser mittags serviert
werden.

TIPP

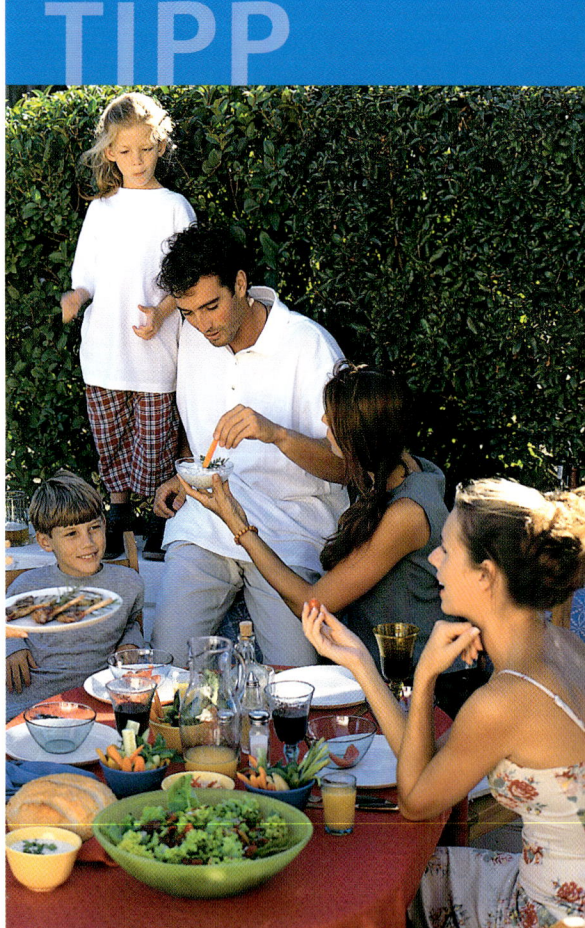

MILCHSAURER ROHKOST SALAT

Pro Glas: 469 kJ/112 kcal • Chol.: 0 mg
F: 1 g • E: 5 g • KH: 20 g • Ballastst.: 11 g

reicht für 4 Gläser à 1 l   dauert 30 Minuten
                                    gärt 6–7 Tage

**400 g Sellerieknolle • 200 g Möhren
400 g Weißkohl • Salz • 400 g rote
Paprikaschote • 2 Zwiebeln • 4 Knoblauchzehen • 2 cm Ingwerwurzel
zum Ansetzen (Lake)
2 l lauwarmes Wasser • 20 g Milchzucker • 20 g Salz • 1 TL Sauergemüse-
Fermentpulver (Reformhaus)**

1 Die Gläser heiß ausspülen und auf einem frischen Geschirrtuch abtropfen lassen.

2 Sellerie und Möhren putzen, schälen, fein raspeln. Weißkohl putzen und sehr fein hobeln. Das vorbereitete Gemüse mit 1 Prise Salz in einer Schüssel vermischen und ziehen lassen.

3 Inzwischen die Paprikaschoten waschen, Kerne und weiße Trennwände entfernen, und die Schoten in feine Streifen schneiden. Zwiebeln und Knoblauch abziehen, fein schneiden und mit den Paprikaschoten unter das restliche Gemüse mischen. Den Ingwer schälen und fein über das Gemüse reiben. Die Gemüsemischung mit einem Holzstampfer oder der Faust leicht stampfen, bis Saft austritt.

4 Das Gemüse in die Gläser füllen, alle Zutaten für die Lake mischen und die Gläser damit auffüllen. Das Gemüse etwas pressen (siehe Tipp), so dass es vollständig von Lake bedeckt ist. Die Gläser verschließen.

5 Das Gemüse bei Zimmertemperatur 6 bis 7 Tage gären lassen. Die Gärzeit ist abgelaufen, wenn keine Bläschen mehr zu sehen sind und sich die Flüssigkeit wieder klärt. Das vergorene Gemüse kühl, dunkel und gut verschlossen aufbewahren. Mit sauberem Besteck entnehmen.

TIPPS

Zum Pressen des Gemüses in die Lake eignen sich kleine Schnapsgläser oder breite Korken, die mit »eingeschlossen« werden und das Gemüse während der gesamten Gärzeit unter der Lake halten.

Einmal zubereitet, kann man von dem milchsauren Rohkostsalat mehrere Wochen zehren. Er ergänzt andere Salate oder Gerichte mit seiner pikanten Note und liefert probiotische Milchsäure, die der Darmflora guttun.

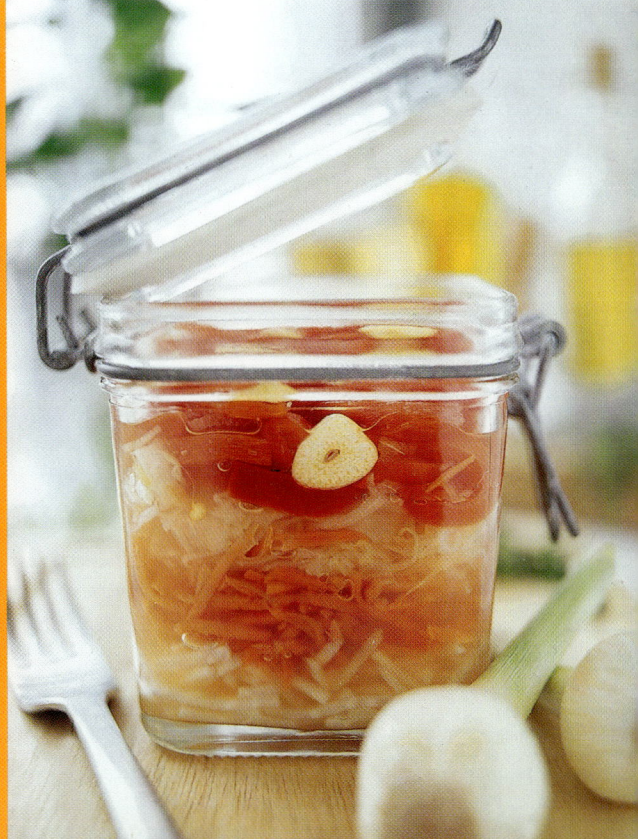

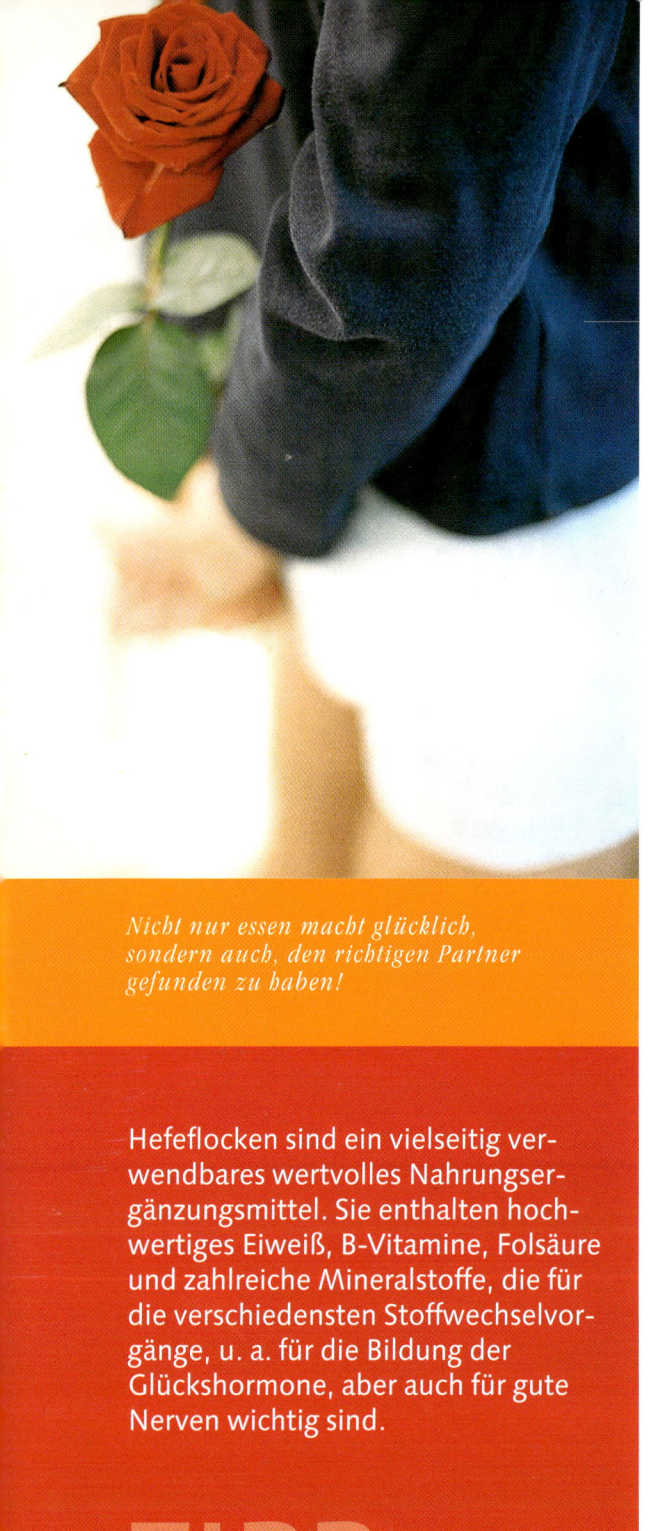

GEMÜSECREME
SUPPE
MIT PILZEN

**Pro Port. bei 6: 310 kJ/74 kcal • Chol.: 5 mg
F: 3 g • E: 6 g • KH: 5 g • Ballastst.: 5 g**

reicht für 4–6   dauert 40 Minuten

**1 Möhre • 2 Zwiebeln • 1 Knoblauchzehe
1 Sellerieknolle • 1 EL Butter • 1 1/4 l
Gemüsebrühe • 1 mittelgroße Stange
Porree • 1 Zucchino • Salz • frisch gemahlener Pfeffer • je 1 Prise Muskat
und Currypulver • 100 g Champignons
2–3 EL Sojamehl oder -flocken • 1–2 EL
Hefeflocken • 1–2 EL Weizenkeime
1 Bund Petersilie oder Schnittlauch
2 EL Sahne nach Belieben**

1 Die Möhre waschen, putzen und in dünne
Scheiben hobeln. Zwiebeln und Knoblauch
abziehen und fein würfeln. Sellerie putzen,
schälen und fein würfeln.

2 Die Butter in einem Topf erhitzen, Zwiebeln
und Knoblauch darin goldbraun braten. Möhren
und Sellerie dazugeben, die Brühe aufgießen.
Die Suppe etwa 10 Minuten kochen lassen.

3 Inzwischen den Porree putzen, längs durchschneiden, waschen und in feine Streifen
schneiden. Zucchino waschen und in 2 bis
3 Millimeter dicke Scheiben schneiden. Zucchini
und Porree in die Suppe geben und 7 bis
10 Minuten mitkochen. Die Suppe mit Salz,
Pfeffer, Muskat und Curry würzen und mit
einem Mixstab pürieren.

4 Die Champignons putzen, in feine Scheiben schneiden, in die Suppe geben und
darin 5 Minuten ziehen lassen. Sojamehl, Hefeflocken und Weizenkeime einrühren und die
Suppe abschmecken.

5 Die Kräuter waschen, trockenschütteln, fein
schneiden und dazugeben. Die Suppe nach
Belieben mit Sahne verfeinern.

*Nicht nur essen macht glücklich,
sondern auch, den richtigen Partner
gefunden zu haben!*

Hefeflocken sind ein vielseitig ver-
wendbares wertvolles Nahrungser-
gänzungsmittel. Sie enthalten hoch-
wertiges Eiweiß, B-Vitamine, Folsäure
und zahlreiche Mineralstoffe, die für
die verschiedensten Stoffwechselvor-
gänge, u. a. für die Bildung der
Glückshormone, aber auch für gute
Nerven wichtig sind.

TIPP

TOMATEN SUPPE MIT BULGUR

**Pro Port. bei 6: 630 kJ/150 kcal • Chol.: 6 mg
F: 6 g • E: 5 g • KH: 18 g • Ballastst.: 2 g**

reicht für 4–6   dauert 30 Minuten

**800 g reife Tomaten (ersatzweise Tomaten aus der Dose) • 2 Zwiebeln
2 Knoblauchzehen • 1 cm Ingwerwurzel
2 EL Olivenöl • 100 g Hartweizenbulgur
2 TL gekörnte Gemüsebrühe • Salz
frisch gemahlener Pfeffer • 1–2 TL
Fruchtzucker • 1–2 EL Hefeflocken
2–3 Zweige Thymian • 1 Bund Rucola
oder Petersilie • 40 g Sahne • 8 Basilikumblätter**

1 Tomaten mit kochendem Wasser überbrühen, einige Minuten ziehen lassen, abgießen, abschrecken, die Haut abziehen und die Tomaten würfeln.

2 Zwiebeln und Knoblauch abziehen, Ingwer schälen und alles fein würfeln. Das Öl erhitzen und Zwiebeln, Knoblauch und Ingwer darin goldbraun braten. Den Bulgur einstreuen, die Tomaten dazugeben.

3 1 Liter Wasser angießen, aufkochen und alles 20 Minuten bei schwacher Hitze kochen lassen. Die Suppe mit Gemüsebrühe, Salz, Pfeffer und Zucker würzen. Die Hefeflocken einrühren.

4 Die Kräuter waschen und trockenschütteln. Thymianblättchen von den Stielen streifen. Rucola und Petersilie fein schneiden. Die Kräuter in die Suppe rühren.

5 Die Tomatensuppe portionieren. In die Mitte jeweils 1 Esslöffel Sahne einlaufen lassen, mit Basilikum garnieren.

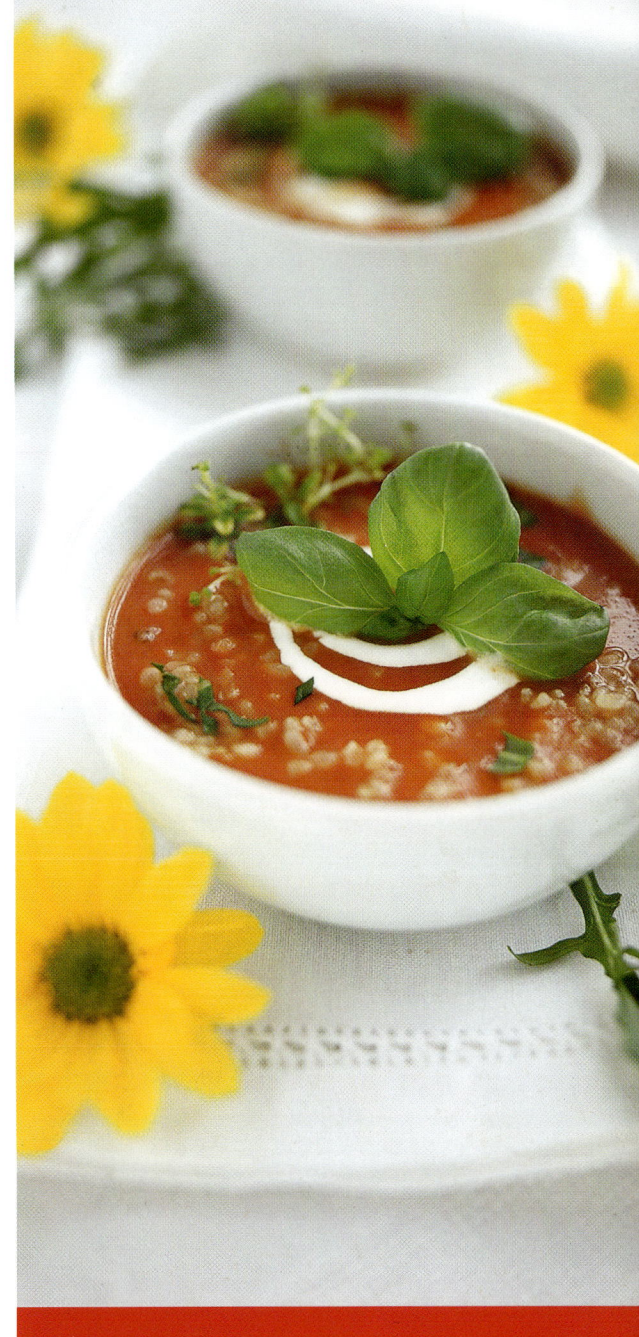

Anstelle von Bulgur eignen sich als Suppeneinlage auch Gerstengraupen, grob geschroteter Grünkern oder Buchweizenkörner.

LINSEN TOPF MIT GEMÜSE

Pro Port. bei 6: 886 kJ/212 kcal • Chol.: 5 mg
F: 12 g • E: 8 g • KH: 14 g • Ballastst.: 4 g

reicht für 4–6   dauert 50 Minuten

150 g Berglinsen • 2 Zwiebeln • 2 Knoblauchzehen • 2 cm Ingwerwurzel 2 Scheiben durchwachsener Räucherspeck • 2 EL Öl • 1 Möhre • 2 fest kochende Kartoffeln • 4 Stangen Staudensellerie • 400 g Wirsing • 200 g Porree • 1/8 l Weißwein (ersatzweise 2 EL Essig) • 2 TL gekörnte Gemüsebrühe • Salz • frisch gemahlener Pfeffer 1 TL Currypulver • 2 EL Hefeflocken 2 EL Weizenkeime

1 Linsen verlesen und abspülen. Zwiebeln und Knoblauch abziehen, Ingwer schälen, alles fein hacken. Speck würfeln. Alles im Öl anbraten. Linsen und 1 1/2 Liter Wasser zugeben und aufkochen lassen.

2 Möhre und Kartoffeln schälen und würfeln. Sellerie waschen und fein würfeln. Wirsing putzen, in Streifen schneiden. Das Gemüse zu den Linsen geben, alles etwa 20 Minuten kochen lassen. Porree putzen, waschen, in Streifen schneiden und 5 Minuten mitgaren. Die Suppe mit Wein, Brühe, Salz, Pfeffer und Curry würzen. Hefeflocken und Weizenkeime unterrühren.

Hülsenfrüchte, wie z.B. die Bohnen in der Bohnensuppe mit Gemüse, enthalten nicht nur viel pflanzliches Eiweiß, sie tragen auch zur Versorgung mit Eisen bei – wichtig für die Sauerstoffversorgung der Zellen und damit für Power und Fitness.

BOHNEN SUPPE MIT GEMÜSE

Pro Port. bei 6: 611 kJ/146 kcal • Chol.: 12 mg
F: 6 g • E: 11 g • KH: 12 g • Ballastst.: 7 g

reicht für 4–6   dauert 2 Stunden
weicht über Nacht ein

200 g getrocknete weiße Bohnen 2 Zwiebeln • 2 Knoblauchzehen • 2 EL Olivenöl • 4 TL gekörnte Gemüsebrühe 4 Stangen Staudensellerie • 2 Möhren 500 g Brokkoli • 4 Tomaten • 1 kleine Stange Porree • 1 gelbe Paprikaschote 4 Salbeiblätter • 2 Rindswürstchen Salz • gemahlener Pfeffer • 1 Bund Petersilie • 10 Basilikumblätter

1 Die Bohnen in 1 bis 1 1/2 Liter Wasser einweichen und über Nacht quellen lassen.

2 Zwiebeln und Knoblauch abziehen, fein würfeln, im Öl goldbraun braten. Bohnen mit Einweichwasser dazugeben, Gemüsebrühe einrühren und die Suppe etwa 1 Stunde kochen lassen.

3 Selleriestangen waschen, putzen und fein schneiden. Möhren putzen, schälen und in feine Scheiben schneiden. Brokkoli waschen, putzen und zerteilen. Den Strunk schälen und würfeln. Alles Gemüse bis auf die Brokkoliröschen in den Topf geben, eventuell etwas Wasser nachgießen. Die Suppe etwa 30 Minuten kochen lassen.

4 Tomaten waschen, für 2 bis 3 Minuten in die Suppe legen, herausnehmen, die Haut abziehen, das Fruchtfleisch würfeln. Porree putzen, waschen und fein schneiden. Paprika waschen, Kerne und weiße Trennwände entfernen und die Schote würfeln. Salbei hacken. Die restlichen Zutaten in die Suppe geben und alles noch etwa 10 Minuten kochen lassen. Würstchen klein schneiden und hineinlegen. Die Suppe mit Salz und Pfeffer würzen. Petersilie waschen, fein schneiden und einrühren. Basilikumblätter streifig schneiden, darüber streuen.

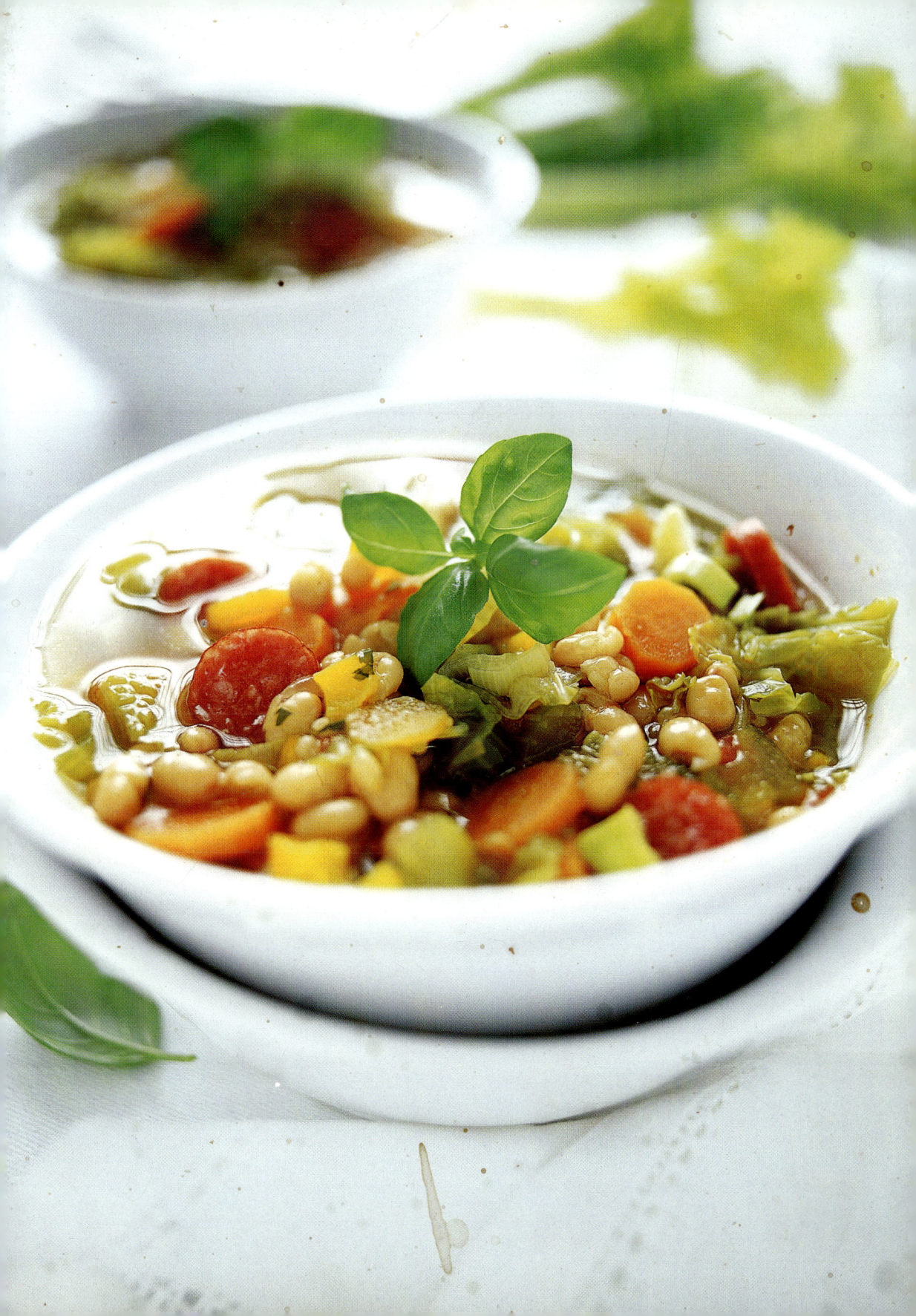

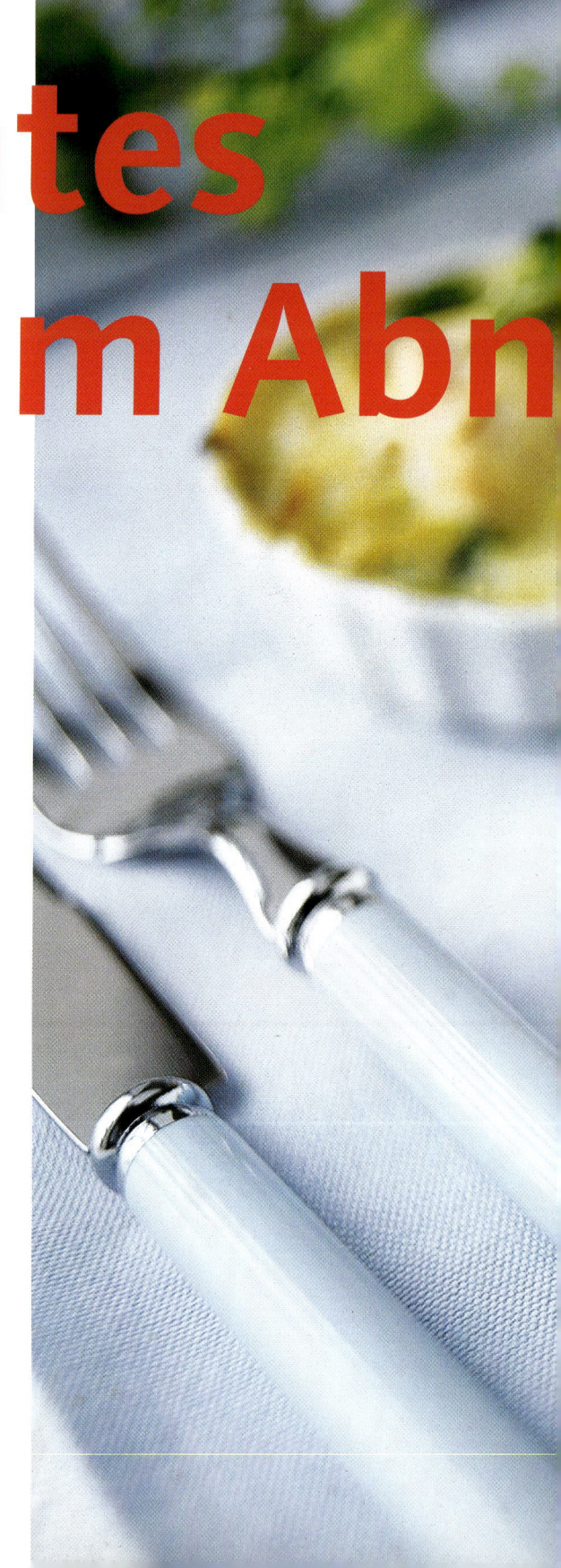

Leichtes
zum Abn

Wenig Fett –
viel
Geschmack

Für die Rezepte in diesem Kapitel werden vorzugsweise Nahrungsmittel aus dem Bereich »reichlich verzehren« der Nahrungsmitteltabelle auf Seite 18/19 verwendet. Zusätzlich werden die hier vorgestellten Gerichte mit besonders wenig Fett zubereitet.

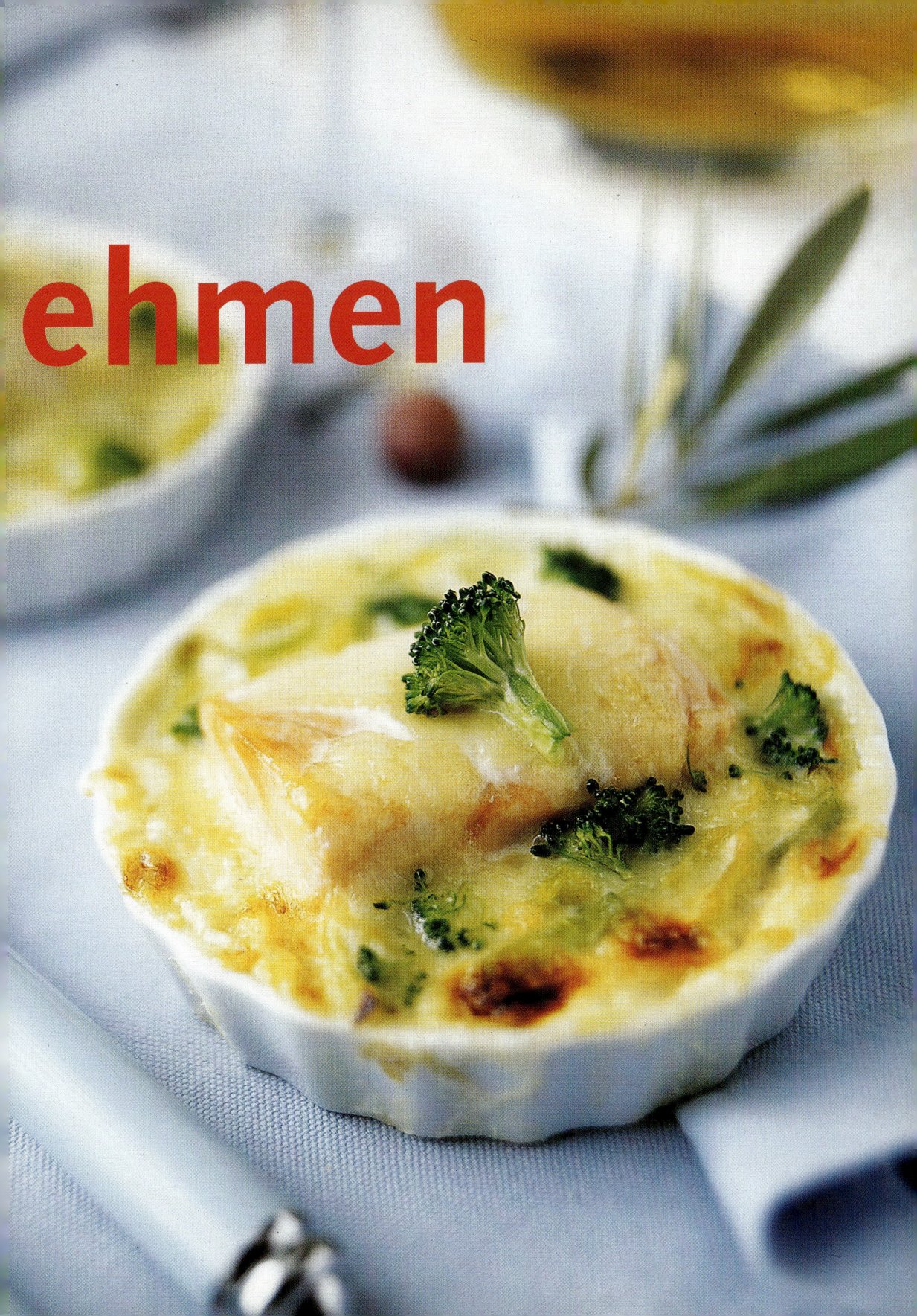

ehmen

SALAT MIT PILZEN UND GEFLÜGEL

**Pro Port. bei 6: 604 kJ/144 kcal • Chol.: 33 mg
F: 7 g • E: 16 g • KH: 3 g • Ballastst.: 6 g**

reicht für 4–6   dauert 30 Minuten

**1 Kopf grüner Blattsalat, z. B. Lollo
Rosso, Eichblatt- oder Eissalat • 1 Bund
Rucola oder Petersilie • 1 kleine Gurke
oder Fenchelknolle • 2 Tomaten oder
1 Bund Radieschen • je 1 kleine rote und
gelbe Paprikaschote • 1 EL Obstessig
3 EL Olivenöl • Meersalz • 1 kleine Stange Porree • 200 g Austernpilze oder
Champignons • 300 g Puten- oder Hähnchenbrustfilet • 1 EL Aceto balsamico
frisch gemahlener Pfeffer • 2 EL Sojaflocken • 1–2 EL Sonnenblumenkerne**

1 Die Blattsalate putzen, waschen und abtropfen lassen. Rucola oder Petersilie waschen,
trockenschütteln und fein hacken.

2 Gurke oder Fenchel waschen, putzen und in
dünne Scheiben hobeln. Tomaten oder Radieschen und die Paprikaschoten waschen, putzen
und in dünne Scheiben oder Stücke schneiden.
Das Gemüse in eine Salatschüssel geben, mit
Essig, 2 Esslöffeln Öl und etwas Salz vermischen.

3 Den Porree putzen, längs durchschneiden,
waschen und in feine Streifen schneiden. Die
Pilze putzen und in 5 Millimeter feine Scheiben schneiden. Das Fleisch kalt abwaschen,
trockentupfen und in 1 Zentimeter breite Streifen schneiden.

*Der Salat mit Pilzen und Geflügel lässt sich
mit verschiedenen Gemüsesorten, aber auch
mit Schinken oder Räucherlachs statt des
Geflügelfleisches vielseitig variieren.*

4 In einer großen beschichteten Pfanne
1 Teelöffel Öl erhitzen und die Pilze darin
3 bis 4 Minuten unter Rühren anbraten, herausnehmen und auf einen Teller legen.

5 Das Fleisch im restlichen Öl in der Pfanne
4 bis 5 Minuten braten, dann den Porree 2 bis
3 Minuten mitdünsten. Die Pilze wieder dazugeben. Mit dem Essig ablöschen. Die Pfanne
von der Kochstelle nehmen. Mit Salz und Pfeffer
würzen, Sojaflocken darüber streuen.

6 Die Blattsalate portionsweise auf die Teller verteilen. Die lauwarme Fleisch-Gemüse-
Mischung auf den Blattsalaten verteilen,
die gehackten Kräuter darüber geben. Die
Sonnenblumenkerne in einer trockenen Pfanne
kurz rösten und darüber streuen.

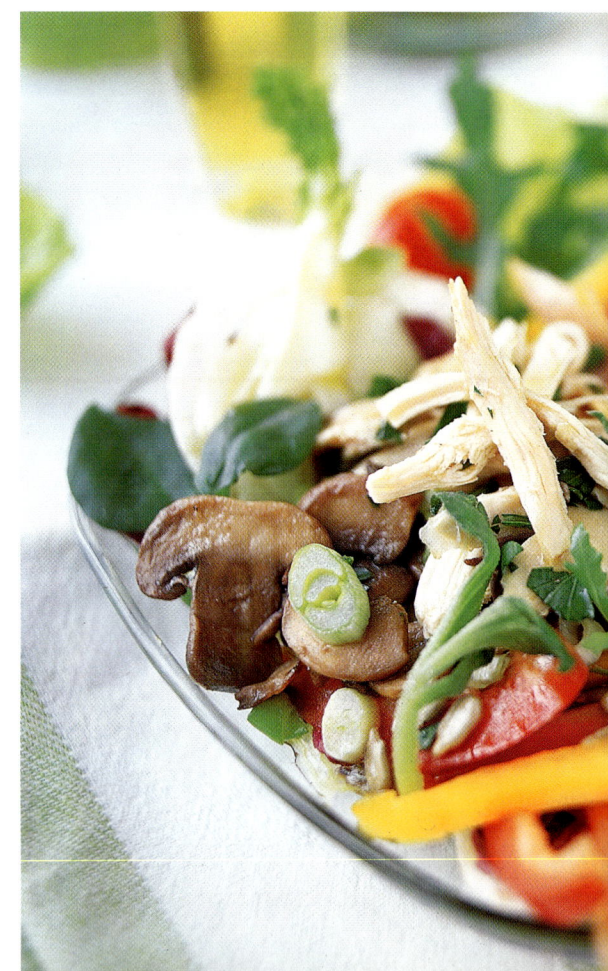

MOZZARELLA SALAT MIT GRÜNKERN

Pro Port.: 1185 kJ/283 kcal • Chol.: 29 mg
F: 20 g • E: 14 g • KH: 10 g • Ballastst.: 4 g

reicht für 4   dauert 20 Minuten

250 g Mozzarella (in kleiner oder großer Kugelform) • 1 Bund Basilikum oder Rucola • 1 Zwiebel • 250 g Kirschtomaten • 8 EL (150 g) gekochte Grünkernkörner (siehe Rezept S. 46) • 2 EL Aceto balsamico • 4 EL Kürbiskernöl (ersatzweise Olivenöl) • Salz • frisch gemahlener Pfeffer

1 Kleine Mozzarellakugeln halbieren, große in kleine Stücke oder Scheiben schneiden. Basilikum oder Rucola verlesen, waschen, trockenschütteln und grob schneiden. Käse und Kräuter in eine Schüssel geben.

2 Die Zwiebel abziehen und fein würfeln. Tomaten waschen und halbieren, dabei den Stielansatz entfernen. Zwiebeln, Tomaten und Grünkern mit Essig und Öl in die Schüssel geben und mit den anderen Zutaten vermischen. Den Salat mit Salz und Pfeffer würzen und abschmecken.

Variante Anstelle von Mozzarella können Sie auch sehr gut festen Ziegenfrischkäse oder Schafskäse (Feta) verwenden.

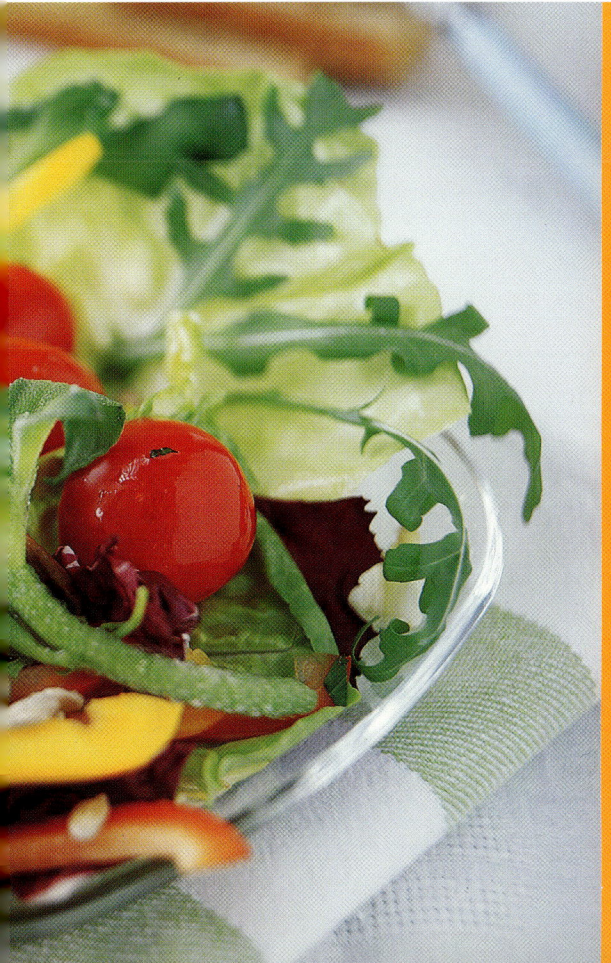

TIPP

Es lohnt sich, Grünkern immer in der doppelten Menge zuzubereiten: Gekochter Grünkern hält sich im Kühlschrank mehrere Tage und lässt sich auch gut einfrieren. Die Körner passen sehr gut auf Salatteller, sind aber auch eine rustikale Suppeneinlage oder eine kernige Beilage. Und gut für die schlanke Linie obendrein: Denn Grünkern wirkt nur mäßig blutzuckersteigernd, eine Stoffwechselsituation, in der Fette nicht oder nur in geringem Maße in die Depots eingelagert werden.

GEMÜSE PUFFER MIT JOGHURTSAUCE

Pro Port. bei 6: 1322 kJ/315 kcal • Chol.: 174 mg
F: 16 g • E: 20 g • KH: 21 g • Ballastst.: 7 g

reicht für 4–6   dauert 40 Minuten

3–4 Eier • 100 g Dinkelvollkornmehl • 50 g Sojamehl • Salz • frisch gemahlener Pfeffer • 1 TL Currypulver • 40 g geriebener Parmesan • 2 Zwiebeln • 400 g Zucchini • 200 g Möhren oder Pilze • 1 Bund Petersilie • 1–2 EL Hefeflocken oder Weizenkeime
zum Braten
Öl oder Butterschmalz
für die Sauce
1/2 Gurke • 1 rote oder gelbe Paprikaschote • 500 g cremiger Joghurt • Salz frisch gemahlener Pfeffer • 1 Kästchen Kresse

1 Die Eier in eine Schüssel aufschlagen. Mehl, Salz, Pfeffer, Curry und den Käse einrühren.

2 Zwiebeln abziehen und fein würfeln. Zucchini und Möhren waschen, putzen und fein raspeln bzw. die Pilze putzen, fein hacken. Die Petersilie waschen, trockenschütteln und fein schneiden. Die Gemüse, Kräuter und Hefeflocken oder Weizenkeime in den Teig rühren.

3 In einer beschichteten Pfanne etwas Öl leicht erhitzen. Mit einem Esslöffel kleine Portionen vom Teig in die Pfanne setzen. Den Deckel auflegen und die Küchlein bei schwacher bis mittlerer Hitze braten, bis der Teig fest ist. Den Deckel abnehmen, die Küchlein wenden und offen noch etwa 5 Minuten braten.

4 Inzwischen für die Sauce Gurke und Paprika waschen und putzen. Die Gurke raspeln, die Paprika sehr fein würfeln. Beides mit dem Joghurt verrühren. Mit Salz und Pfeffer würzen und abschmecken. Die Kresse abspülen, fein schneiden und einrühren.

GEMÜSE SALAT MIT THUNFISCH

Pro Port.: 554 kJ/132 kcal • Chol.: 48 mg
F: 5 g • E: 14 g • KH: 8 g • Ballastst.: 4 g

reicht für 4   dauert 30 Minuten

500 g Zucchini • 2 rote oder gelbe Paprikaschoten • 2 Gemüsezwiebeln • 3 EL Olivenöl • 2–3 EL Zitronensaft • Salz frisch gemahlener Pfeffer • 1 Dose Thunfisch in Lake (ca. 200 g) • 100 g grüne oder schwarze entsteinte Oliven • 1 Bund Schnittlauch • einige Kopfsalatblätter

1 Zucchini und Paprika waschen und putzen. Zucchini in 3 Millimeter feine Streifen schneiden, Paprikaschoten würfeln. Die Zwiebeln abziehen und in Streifen schneiden.

2 In einer beschichteten Pfanne in der Hälfte des Öls die Zwiebeln glasig dünsten. Das Gemüse zugeben, zugedeckt unter gelegentlichem Rühren in 5 bis 7 Minuten bissfest dünsten. Das Gemüse in eine Schüssel geben. Zitronensaft und übriges Öl zugeben. Salzen und pfeffern.

3 Thunfisch abtropfen lassen, zerpflücken und dazugeben. Die Oliven in Ringe schneiden und untermischen. Schnittlauch waschen, trockenschütteln, fein schneiden und darüber streuen. Die Salatblätter waschen, abtropfen lassen, auf Tellern anrichten und den Salat darauf verteilen.

Das Olivenöl in dem Gemüsesalat mit Thunfisch enthält reichlich Ölsäure, die einen positiven Einfluss auf die Blutfettwerte hat.

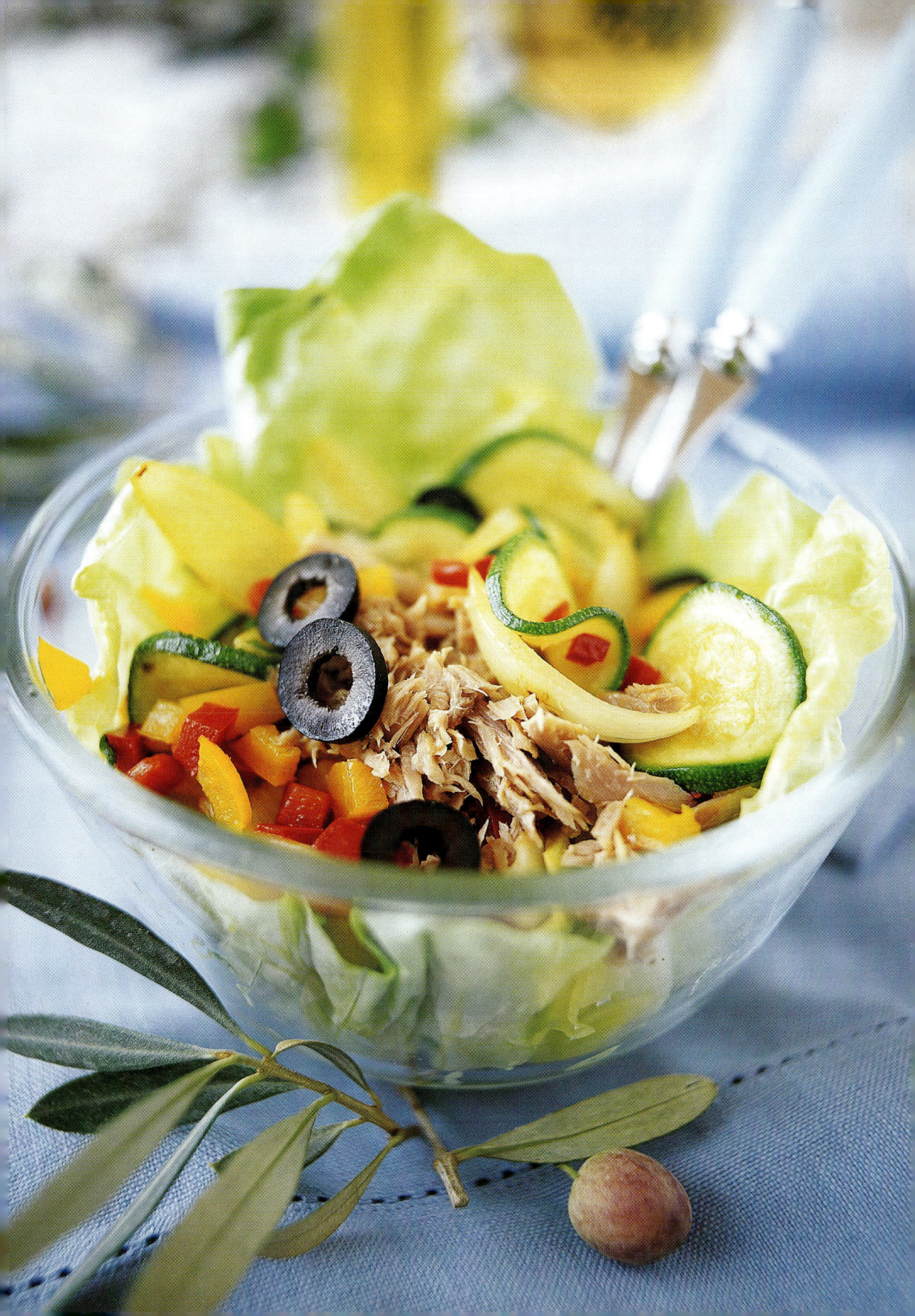

OMELETT
MIT SPINAT

Pro Port.: 1178 kJ/272 kcal • Chol.: 153 mg
F: 20 g • E: 19 g • KH: 5 g • Ballastst.: 4 g

reicht für 4   dauert 30 Minuten

2 Zwiebeln • 1 Knoblauchzehe • 400 g Spinat • 2 EL Olivenöl • 20 g Butter 3 Eier • 1–2 EL Sojamehl • 2 EL Hefeflocken • 4 EL Dosenmilch oder Sahne • Salz • frisch gemahlener Pfeffer 1 Prise Currypulver • 100 g Parmesan oder Gouda • 1 Bund Petersilie

1 Zwiebeln und Knoblauch abziehen und fein schneiden. Den Spinat verlesen, waschen, putzen und grob schneiden.

2 In einer beschichteten großen Pfanne das Öl erhitzen, Zwiebeln und Knoblauch darin goldgelb braten. Den Spinat dazugeben, den Deckel auflegen und den Spinat in 3 bis 5 Minuten zusammenfallen lassen.

3 Den Deckel abnehmen und die Flüssigkeit verkochen lassen. Die Butter dazugeben und verlaufen lassen.

4 Die Eier in eine Schüssel aufschlagen. Sojamehl, Hefeflocken, Milch oder Sahne, wenig Salz, Pfeffer und Curry dazugeben und alles gründlich verquirlen.

5 Den Käse fein reiben oder würfeln. Petersilie waschen, trockenschütteln und fein hacken. Die Eimasse noch einmal durchrühren, über das Gemüse in der Pfanne gießen und leicht einrühren. Käse und Petersilie darüber streuen.

6 Das Omelett zugedeckt bei schwacher Hitze in 5 bis 7 Minuten stocken lassen. Vorsichtig vom Pfannenboden lösen, in Stücke teilen und sofort servieren.

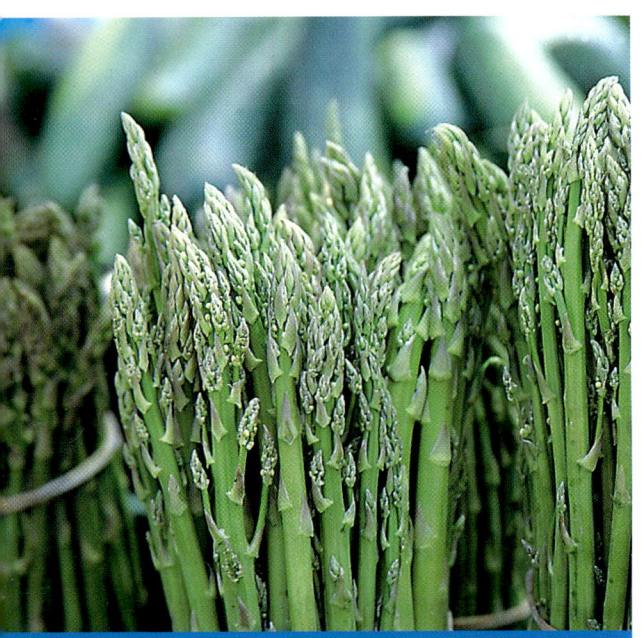

Das schnell zubereitete Omlett lässt sich bei den Gemüsezutaten vielseitig variieren, etwa mit grünem Spargel, Brokkoli, Fenchel, Porree oder Pilzen.

BUCHWEIZEN BURGER

Pro Port. bei 6: 1059 kJ/253 kcal • Chol.: 15 mg F: 8 g • E: 11 g • KH: 32 g • Ballastst.: 3 g

reicht für 4–6   dauert 50 Minuten

250 g Buchweizenkörner • 1 EL To-matenmark • 1 Gemüsebrühwürfel 1 TL Currypulver • Salz • frisch gemahle-ner Pfeffer • 1 Zwiebel • 1 Knoblauch-zehe • 2 cm Ingwerwurzel • 1 Stange Porree • 1 kleiner Zucchino • 2 EL Öl 1 Bund Schnittlauch oder Petersilie 100 g Emmentaler oder Schafskäse 2 EL Sojaflocken • 2 EL Hefeflocken

1 Den Buchweizen mit 1/2 Liter Wasser, Toma-tenmark, dem Brühwürfel, Currypulver, Salz und Pfeffer in einen Topf geben. Die Mischung unter gelegentlichem Rühren aufkochen lassen. Die Temperatur zurückschalten, den Deckel aufle-gen und den Buchweizen in 20 bis 25 Minuten bei schwacher Hitze ausquellen lassen. Gele-gentlich umrühren.

2 Zwiebel und Knoblauch abziehen und fein würfeln. Ingwer schälen und sehr fein würfeln. Porree putzen, längs durchschneiden, gründlich waschen und quer in feine Streifen schneiden. Zucchino waschen und in feine kurze Stifte schneiden.

3 In einer beschichteten Pfanne wenig Öl erhit-zen, Knoblauch, Zwiebeln und Ingwer darin andünsten. Den Porree dazugeben und einige Minuten mitdünsten. Die Mischung in den Buchweizen einrühren.

4 Die Kräuter waschen, trockenschütteln und fein schneiden. Den Käse reiben bzw. fein hacken. Kräuter, Käse, Soja- und Hefeflocken einrühren und die Masse nochmals ab-schmecken. Mit nassen Händen flache Küchlein formen.

5 In der Pfanne das restliche Öl erhitzen und die Buchweizenburger darin auf beiden Seiten goldbraun braten.

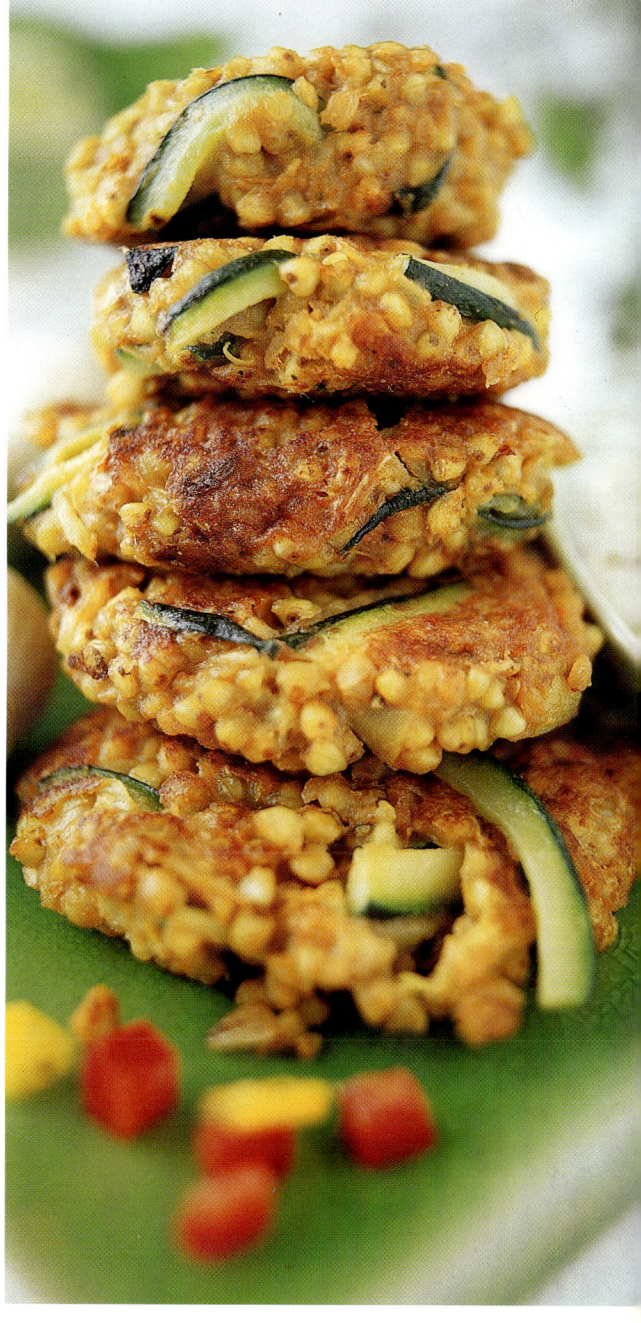

Zu diesen pikanten »Vegi«-Burgern schmeckt sehr gut eine Tomatensauce oder die Joghurtsauce von den Gemüsepuffern (Rezept Seite 58).

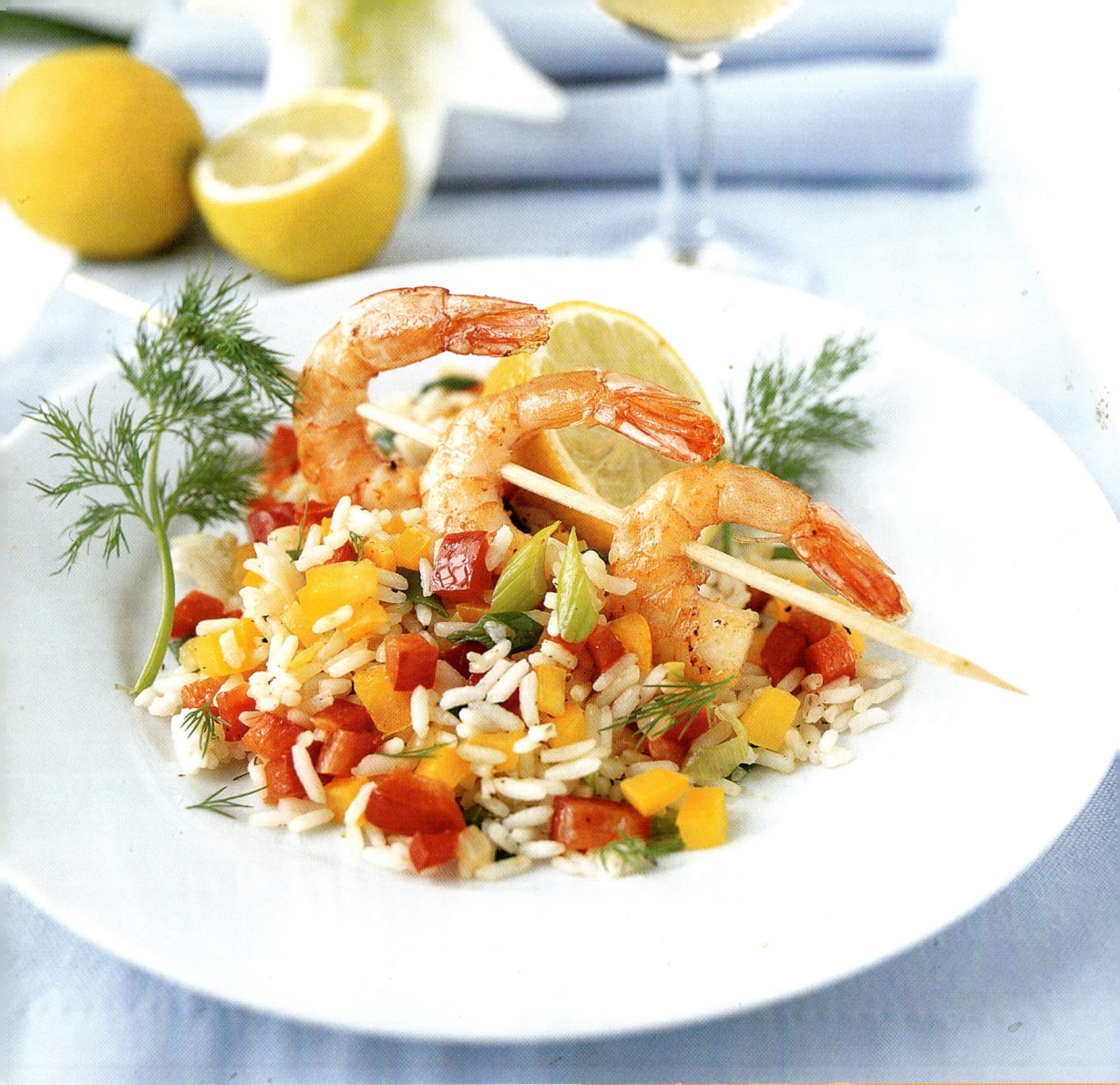

Auch Vollkornreis gibt es übrigens inzwischen in der Schnellkochvariante als Vollkorn-Parboiled-Reis.

INFO

Reisgerichte sättigen, ohne den Blutzuckerspiegel zu stark in die Höhe zu treiben. Eine wesentliche Voraussetzung für den Abbau von Fettdepots und um schlank zu werden, ohne zu hungern.

REISPFANNE MIT SHRIMPS

Pro Port.: 1183 kJ/283 kcal • Chol.: 69 mg
F: 9 g • E: 13 g • KH: 36 g • Ballastst.: 3 g

reicht für 4   dauert 30 Minuten

150 g Basmati- oder Parboiled Reis
2 Knoblauchzehen • 1 Zwiebel • 1 rote
Paprikaschote • 1 gelbe Paprikaschote
2 EL Olivenöl • 300 g Frühlingszwiebeln
oder Porree • 200 g Shrimps, in Lake
oder tiefgekühlt • 2 TL Zitronensaft
Salz • frisch gemahlener Pfeffer
1 TL gekörnte Gemüsebrühe • 1 Bund
Dill oder Petersilie

1 Den Reis in einem Sieb kurz abspülen und in
einen Topf geben. So viel Wasser dazugeben,
dass es 1 Zentimeter über dem Reis steht. Das
Wasser aufkochen lassen, dann die Temperatur
zurückschalten und den Reis je nach Sorte mit
geschlossenem Deckel in 8 bis 15 Minuten ausquellen lassen.

2 Knoblauch und Zwiebel abziehen und fein
hacken. Paprikaschoten waschen, Kerne und
weiße Trennwände entfernen, und die Schoten
in Streifen oder Würfel schneiden.

3 Das Öl in einer großen Pfanne erhitzen, Zwiebel und Knoblauch darin unter Rühren goldbraun braten. Paprika dazugeben, umrühren
und bei milder Hitze 5 bis 7 Minuten zugedeckt
dünsten.

4 Frühlingszwiebeln oder Porree putzen,
waschen und in Streifen oder Ringe schneiden.
Die Shrimps abspülen und mit dem Zitronensaft beträufeln.

5 Frühlingszwiebeln oder Porree und die
Shrimps zum Reis geben. Alles unter das Papri-
kagemüse in der Pfanne mischen. Den Reis mit
Salz, Pfeffer und Gemüsebrühe würzen und
abschmecken, noch etwa 5 Minuten dünsten.
Eventuell noch etwas Wasser angießen.

6 Die Kräuter waschen, trockenschütteln, fein
schneiden und untermischen.

CHINAPFANNE MIT PUTE

Pro Port.: 1947 kJ/465 kcal • Chol.: 60 mg
F: 12 g • E: 36 g • KH: 55 g • Ballastst.: 10 g

reicht für 4   dauert 40 Minuten

2 Tassen (200 g) Basmatireis • 400 g
Putenfleisch • 2 EL Sojasauce • Salz
frisch gemahlener Pfeffer • 250 g Shii-
takepilze oder Champignons • 2 Knoblauchzehen • 2–3 cm Ingwerwurzel
1 Möhre • 500 g Brokkoli • 1 rote
Paprikaschote • 4 Frühlingszwiebeln
200 g Sojabohnensprossen • 3–4 EL Öl
2 EL Cashewkerne • 1/4 l Gemüsebrühe

1 Den Reis in einem Sieb abspülen und in einen
Topf geben. Wasser bis 1 Zentimeter über den
Reis auffüllen. Das Wasser aufkochen lassen, die
Temperatur zurückschalten und den Reis zuge-
deckt in 8 bis 10 Minuten ausquellen lassen.

2 Fleisch in 5 Millimeter dicke Streifen schneiden. In eine kleine Schüssel geben, mit Sojasauce, Salz und Pfeffer verrühren und ziehen lassen.

3 Pilze putzen und klein schneiden. Knoblauch
abziehen, Ingwer schälen und beides fein würfeln. Möhre schälen und klein schneiden. Den
Brokkoli waschen und putzen. Die Röschen
abschneiden, den Strunk schälen und klein würfeln. Paprika waschen, Kerne und weiße Trennwände entfernen, und die Schoten in Streifen
schneiden. Frühlingszwiebeln waschen, putzen
und schräg in Stücke schneiden. Die Sprossen
abspülen und abtropfen lassen.

4 Inzwischen im Wok oder in einer beschichteten Pfanne das Öl erhitzen. Cashewkerne darin
bräunen, herausnehmen. Knoblauch und Ingwer kurz anbraten, Pilze mitbraten, dann herausnehmen. Das Fleisch 2 bis 3 Minuten unter
Rühren anbraten und herausnehmen. Brokkoli-
würfel, Möhren und Paprika mit der Brühe in
den Wok geben, alles etwa 5 Minuten zugedeckt garen. Brokkoliröschen, Frühlingszwiebeln, Sprossen und Fleisch dazugeben. Alles
noch einmal aufkochen lassen, mit Sojasauce,
Salz und Pfeffer abschmecken.

LACHS AUF GEMÜSE

Pro Port.: 1341 kJ/321 kcal • Chol.: 49 mg
F: 15 g • E: 27 g • KH: 19 g • Ballastst.: 4 g

reicht für 4

dauert 20 Minuten,
backt 20 Minuten

**4 mittelgroße Kartoffeln • 500 g Porree
1 Zwiebel • 1 EL Olivenöl • Meersalz
1 Prise Currypulver • 4 Scheiben Lachs-
filet • Zitronensaft • 50 g Parmesan,
Pecorino oder Manchego • 1/8 l Milch,
Kaffeesahne oder Sahne**

1 Die Kartoffeln schälen, in 2 bis 3 Millimeter feine Scheiben hobeln und leicht salzen. Die
Kartoffeln in einem Dämpfeinsatz oder in wenig Wasser zugedeckt in etwa 5 Minuten nicht
ganz weich kochen.

2 Inzwischen den Porree putzen, längs durchschneiden, waschen und in etwa 5 Millimeter
breite Streifen schneiden. Zwiebel abziehen,
würfeln und im Öl goldbraun braten. Den Porree dazugeben, mit Salz und Curry würzen und
bei schwacher Hitze etwa 5 Minuten dünsten.

3 Den Backofen auf 225 °C (Umluft 200 °C,
Gas Stufe 4–5) vorheizen. Die Fischfilets kalt
abwaschen, trockentupfen, mit Zitronensaft
säuern und salzen.

4 Die Kartoffeln auf dem Boden einer Gratin-
form verteilen. Den Porree darauf geben. Die
Fischfilets darauf setzen. Den Käse reiben und
über das Gericht streuen. Milch oder Sahne
darüber gießen.

5 Das Gericht auf der mittleren Schiene im
Backofen 15 bis 20 Minuten gratinieren.

Varianten Dieses Rezept können Sie auch mit
anderen Fischsorten und Gemüsen zubereiten.
Besonders gut zu Fisch passen Spinat, Zucchini,
Brokkoli oder Wirsing.

Ein schnell zubereitetes Gericht mit
einem optimalen Nährstoffmix und
hohem Glücksfaktor: Es versorgt uns
mit Grundstoffen für Endorphine, für
das Wachstumshormon DHA sowie
auf den Fettabbau wirkende Schild-
drüsenhormone.

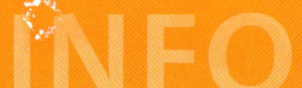

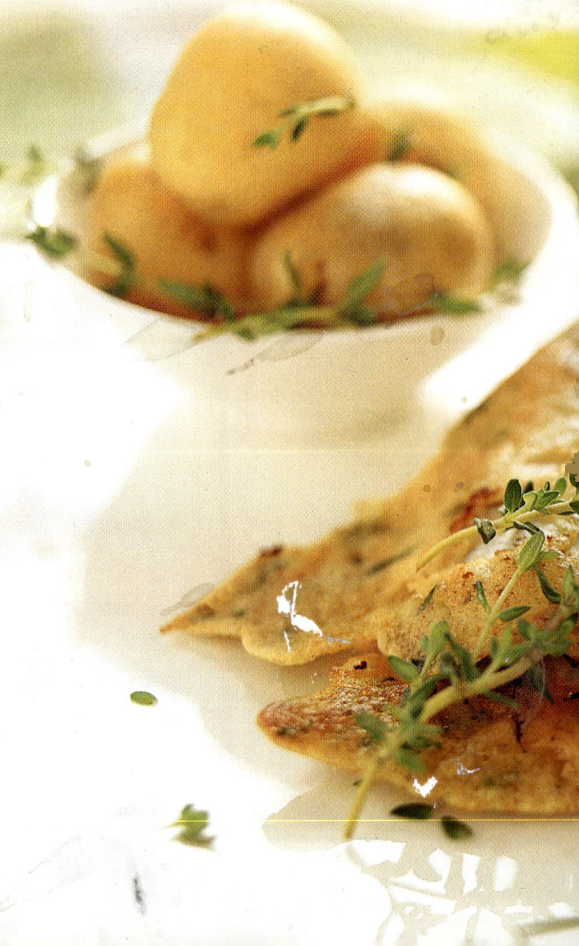

Servieren Sie die Kräuter-Fischfilets zusammen mit einem pikanten Salat. Durch die Säure der Salatsauce werden die Eiweißstoffe besonders gut aufgeschlossen, und damit steht ein größtmögliches Angebot an Aminosäurebausteinen für die Bildung von Glückshormonen zur Verfügung.

TIPP

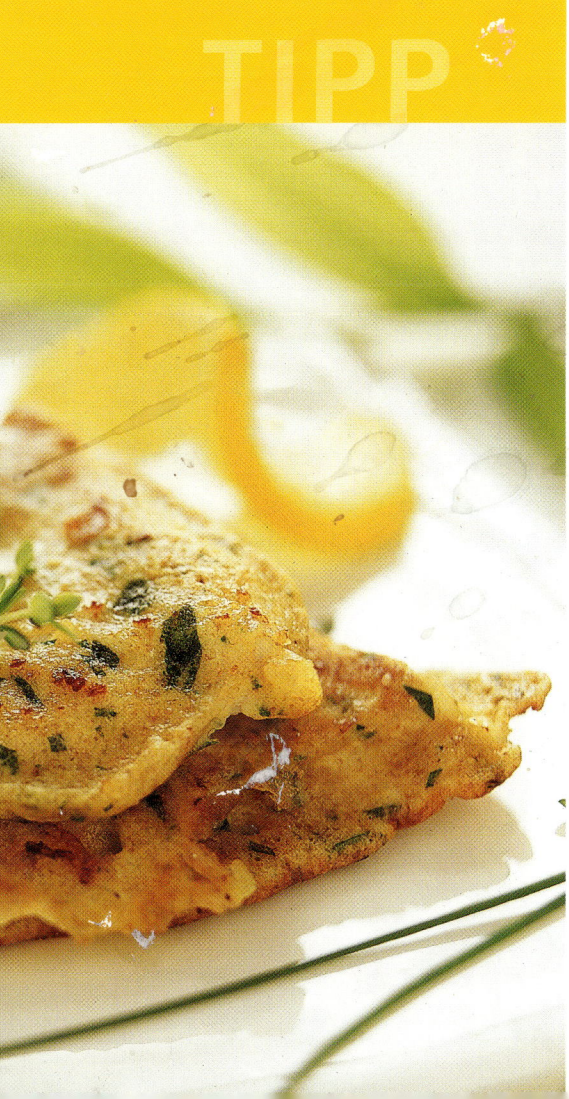

FISCHFILETS
IN KRÄUTERTEIG

Pro Port. bei 6: 747 kJ/180 kcal • Chol.: 157 mg F: 6 g • E: 26 g • KH: 4 g • Ballastst.: 1 g

reicht für 4–6   dauert 30 Minuten

4–6 Zanderfilets oder andere kleine Fischfilets • Saft von 1 Zitrone • Meersalz • frisch gemahlener Pfeffer • 2 Eier 2–3 EL Milch • 2 EL Sojamehl • 2 EL Dinkelmehl • 1 Bund Schnittlauch oder Petersilie • 1 TL Thymianblättchen zum Braten Butterschmalz

1 Die Fischfilets kalt abwaschen, trockentupfen und auf einen Teller legen. Mit dem Zitronensaft beträufeln, salzen und leicht pfeffern.

2 Eier mit Milch und Soja- und Dinkelmehl verquirlen. Die Kräuter waschen, trockenschütteln, sehr fein hacken und mit den Thymianblättchen in den Teig rühren.

3 In einer beschichteten Pfanne das Butterschmalz erhitzen. Die Fischfilets mit einer Gabel im Teig wenden, etwas abtropfen lassen und bei mittlerer Hitze auf beiden Seiten goldbraun im Butterschmalz braten.

Zu den knusprigen Fischfilets in Kräuterteig passt ein gemischter Salat, buntes Gemüse oder junge Pellkartoffeln.

GESCHNETZELTES MIT PILZ GEMÜSE

**Pro Port. bei 6: 863 kJ/206 kcal • Chol.: 51 mg
F: 8 g • E: 21 g • KH: 8 g • Ballastst.: 3 g**

reicht für 4–6   dauert 30 Minuten

**400 g Schweinefilet oder Hähnchen-
brustfilet • 250 g Champignons • 2 Zwiebeln • 1 Knoblauchzehe • 2 cm Ingwerwurzel • 250 g Zucchini • 1 rote
Paprikaschote • 3–4 EL Öl • 100–150 g
Sahne oder fettarmer Kräuterfrischkäse • 50 g Erbsen, frisch oder tiefgekühlt • Salz • frisch gemahlener Pfeffer
1–2 TL Currypulver • 2 EL Hefe- oder
Sojaflocken • 1 Bund Petersilie**

1 Das Fleisch kalt abwaschen, trockentupfen und in feine Streifen schneiden. Pilze putzen und in Scheiben oder Streifen schneiden. Zwiebeln und Knoblauch abziehen, Ingwer schälen, alles fein schneiden. Zucchini waschen, putzen und in 5 Millimeter dünne Scheiben schneiden. Paprika waschen, Kerne und weiße Trennwände entfernen, und die Schoten klein würfeln.

2 In einer Pfanne in der Hälfte des Öls Zwiebeln, Knoblauch und Ingwer bei mittlerer Hitze hellbraun braten. Zucchini, Paprika und 1 Tasse Wasser zugeben, alles bei schwacher Hitze zugedeckt einige Minuten dünsten.

3 In einer zweiten Pfanne das Fleisch im restlichen Öl 3 bis 4 Minuten anbraten. Die Pilze 2 bis 3 Minuten mitbraten. Sahne oder Frischkäse einrühren. Die Erbsen einstreuen und alles zugedeckt 2 bis 3 Minuten leicht kochen lassen.

4 Die Gemüse zur Fleisch-Pilz-Mischung geben. Mit Salz, Pfeffer und Curry würzen. Hefe- oder Sojaflocken einrühren. Die Petersilie waschen, trockenschütteln, hacken und darüber streuen.

Als Beilage zu dem Geschnetzelten passen das Kartoffel-Zucchini-Püree aus dem folgenden Rezept oder Basmatireis.

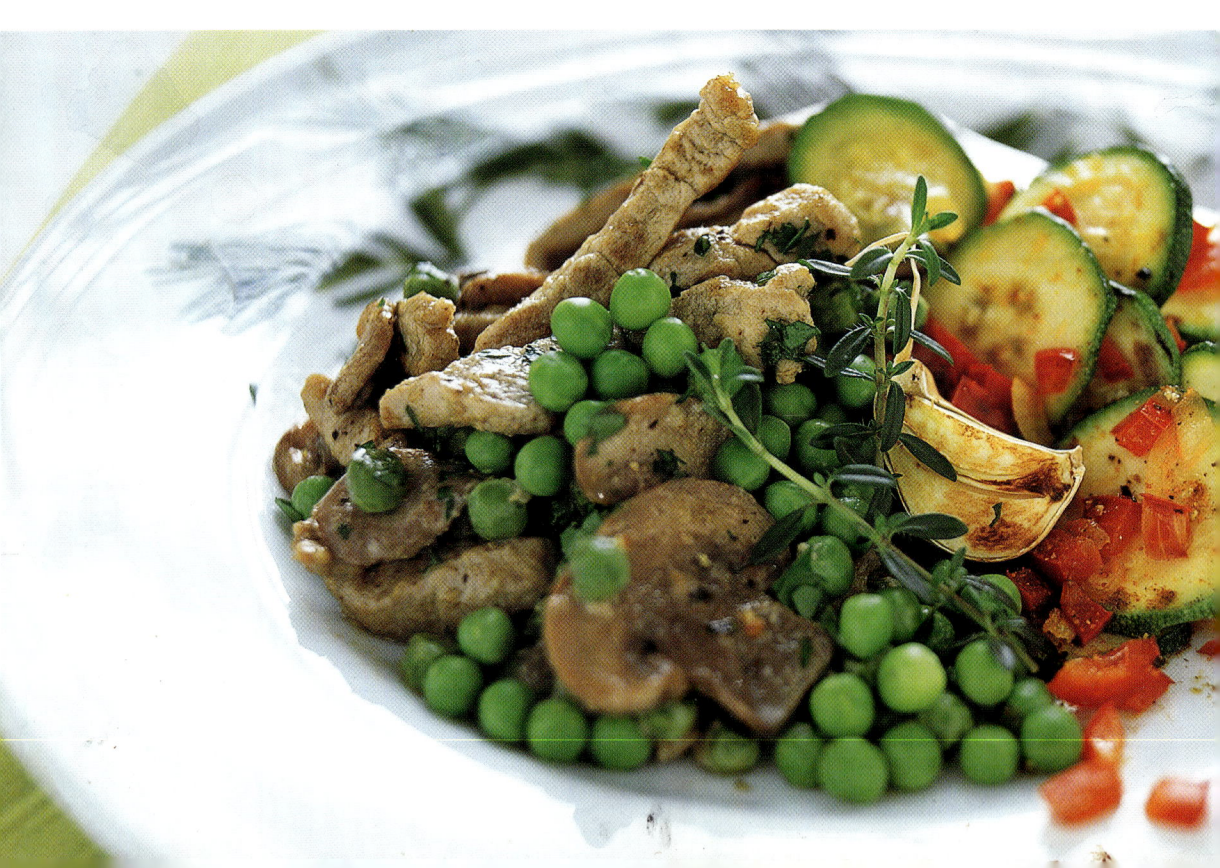

LEBER MIT GEMÜSE PÜREE

Pro Port. bei 6: 1329 kJ/317 kcal • Chol.: 497 mg
F: 10 g • E: 28 g • KH: 20 g • Ballastst.: 5 g

reicht für 4–6   dauert 40 Minuten

für das Püree
300 g Kartoffeln • 300 g Sellerieknolle
300 g Zucchini • 250–300 ml Mager-
milch • Salz • Muskat • 1–2 TL Butter
nach Belieben • 1 EL Hefeflocken • 1 EL
Sojamehl
für die Leber
4 Zwiebeln • 2 EL Öl • 400–600 g
Geflügel- oder Lammleber • 2 säuerli-
che Äpfel • 1/4 l Weißwein oder Apfel-
saft • Salz • frisch gemahlener Pfeffer
etwas Senf • 2 Salbeiblätter • 1 Bund
Petersilie

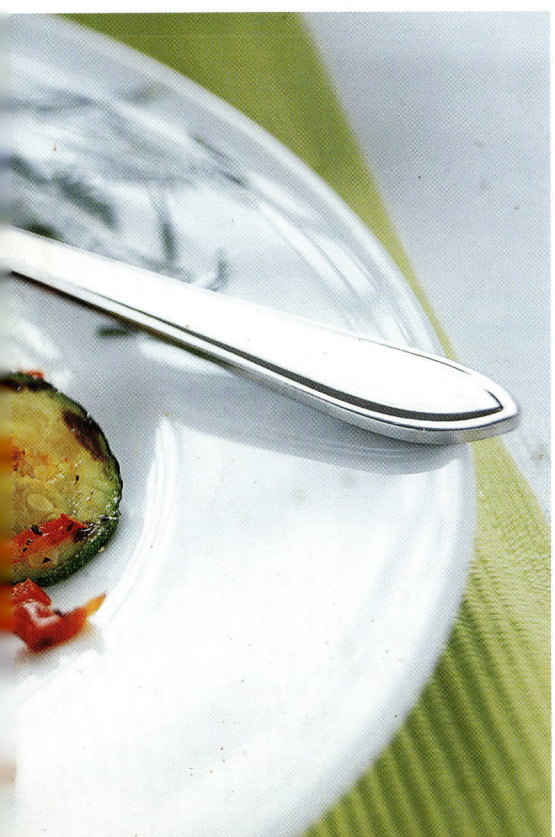

Leber und Hefeflocken liefern das Spurenelement Selen. Dieses wird für die Bildung der Glückshormone benötigt. Selen hat aber noch weitere Wirkungen im Stoffwechsel, die das Wohlbefinden fördern: So stärkt es etwa die Immunkraft und fördert die Entgiftung.

INFO

1 Für das Püree Kartoffeln und Sellerie schälen, würfeln und in Dampf oder in wenig Wasser in 15 Minuten nicht ganz weich kochen.

2 Zucchini waschen, putzen, in dünne Scheiben schneiden, zu Kartoffeln und Sellerie geben und das Gemüse weitere 10 Minuten garen.

3 Die Milch angießen, etwas Salz und Muskat zugeben und das Gemüse mit dem Mixstab pürieren. Das Püree nach Belieben noch mit etwas Butter verfeinern, Hefeflocken und Soja-mehl einrühren.

4 Für die Leber die Zwiebeln abziehen und in feine Streifen schneiden. In einer beschichteten Pfanne das Öl erhitzen, die Zwiebeln darin hell-braun braten, herausnehmen.

5 Leber waschen, trockentupfen und anhän-gendes Bindegewebe entfernen. Leber in Stücke schneiden. Äpfel schälen, vierteln, vom Kernge-häuse befreien und in dünne Spalten schneiden.

6 Die Leber in der Pfanne 3 bis 5 Minuten unter Rühren anbraten. Mit Wein oder Apfelsaft ablö-schen. Äpfel dazugeben und 5 bis 7 Minuten bei schwacher Hitze ziehen lassen, bis sie weich sind. Zwiebeln wieder dazugeben.

7 Das Gericht mit Salz, Pfeffer und Senf würzen. Salbei und Petersilie waschen, sehr fein schnei-den und einrühren.

Püreevarianten Gut schmecken auch Kar-toffeln mit Kürbis und Wirsing oder mit Brokkoli und Kohlrabi. Solche Pürees sind übrigens ideale Basis für schnelle Gemüsesuppen.

Genießen angesagt

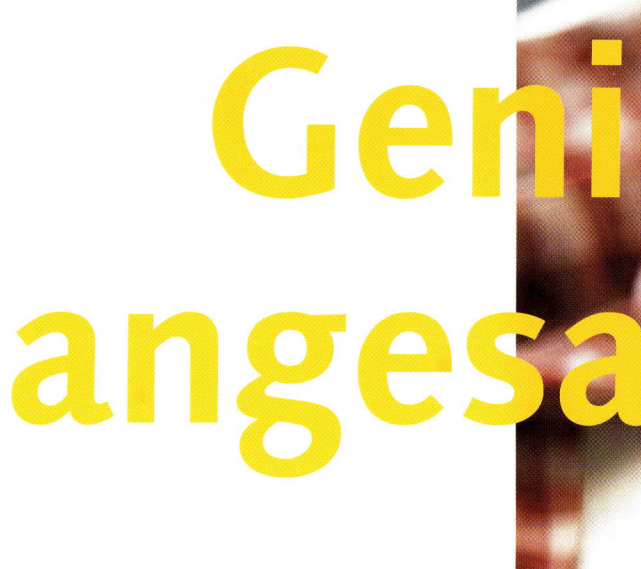

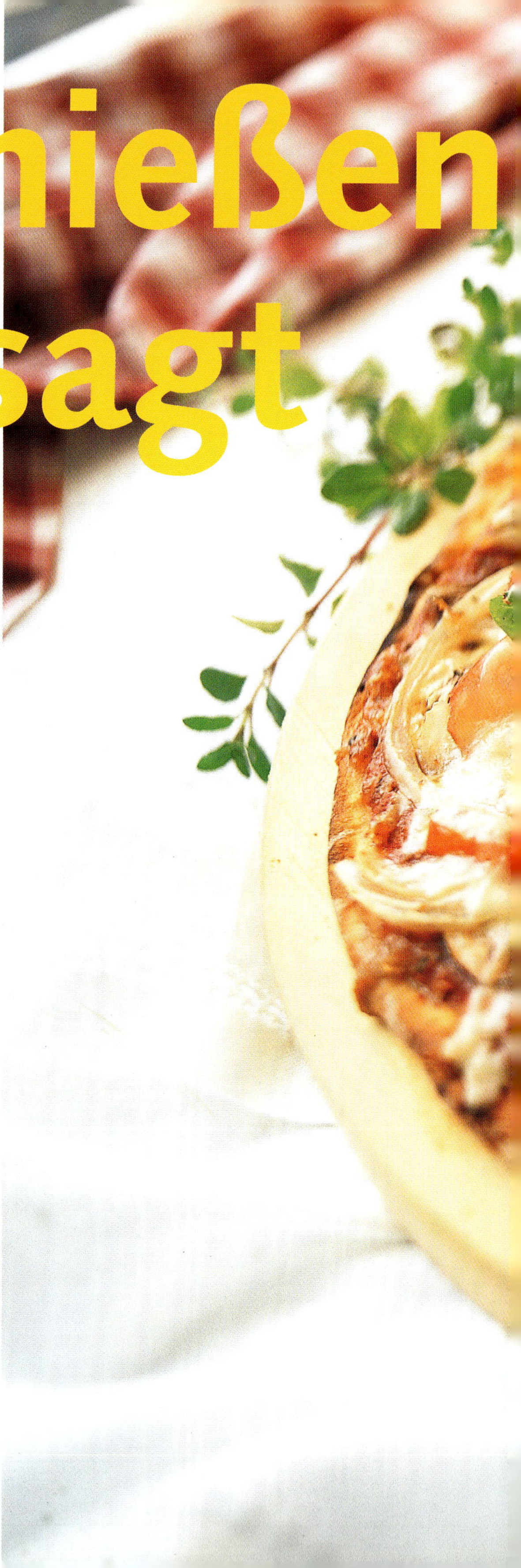

Darf es etwas Besonderes sein?

Genuss, Glück und Gesundheit – es gibt eine Vielzahl von Gerichten, die diese drei vereinen. Die folgenden Rezepte sind nicht nur optisch und geschmacklich überzeugend, sondern enthalten auch den optimalen Nährstoffmix, um bei bester Laune schlank zu bleiben.

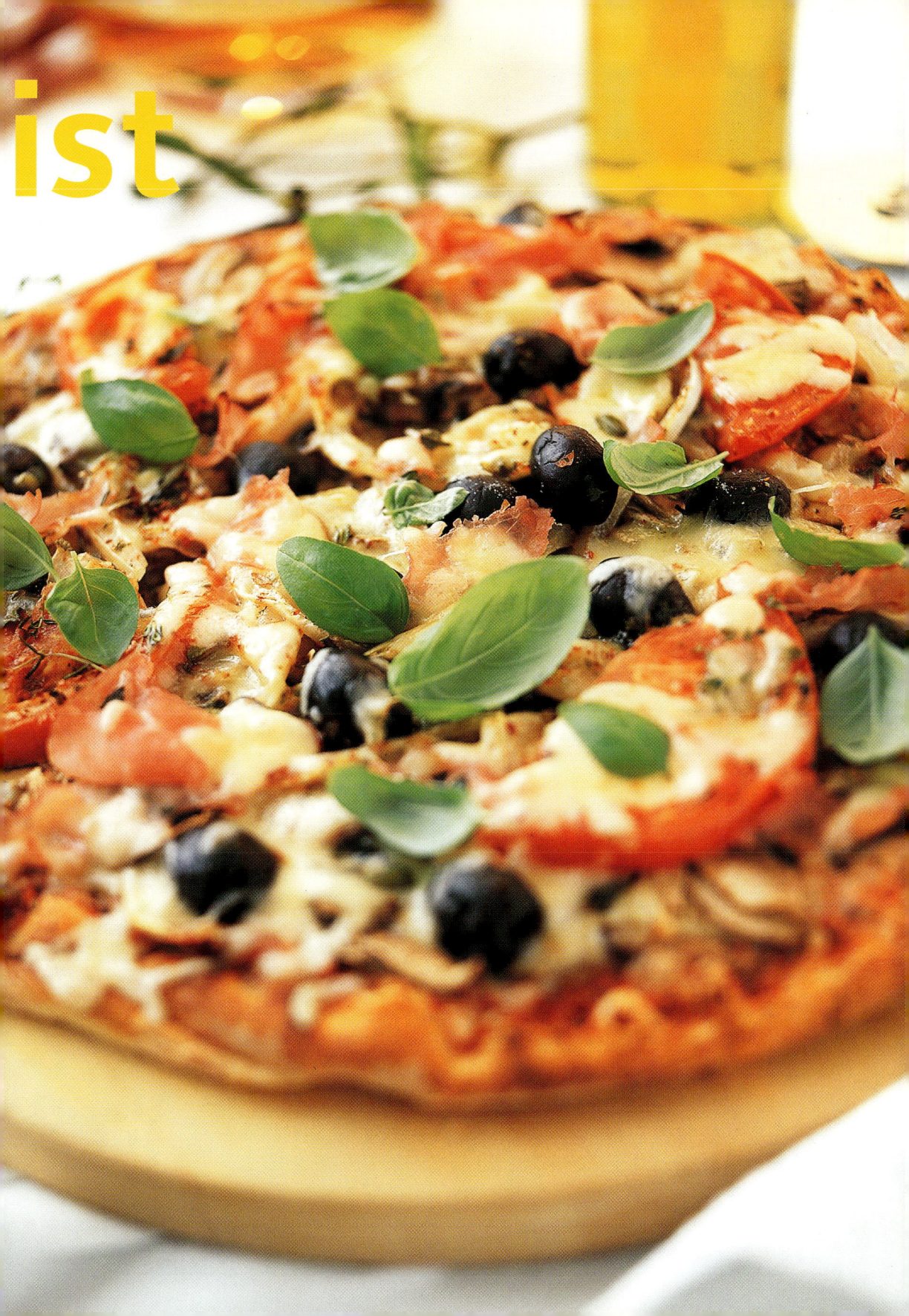
ist

KRÄUTER
PFANNKUCHEN

**Pro Port.: 2329 kJ/555 kcal • Chol.: 169 mg
F: 28 g • E: 29 g • KH: 46 g • Ballastst.: 12 g**

reicht für 4   dauert 30 Minuten

für die Pfannkuchen
**200 g Dinkel- oder Weizenvollkornmehl
50 g Sojamehl oder -flocken • 2 Eier
knapp 1/2 l Milch (ersatzweise Mineralwasser mit Kohlensäure) • Meersalz
1 Bund Schnittlauch • 1 Bund Petersilie**
zum Braten
Öl
für die Sauce
**2 Zwiebeln • 500 g frische Pilze, z. B.
Champignons, Austernpilze oder Pfiffer-
linge • 1 Stange Porree • 2 EL Butter
1/4 l Milch • 100 g Sahne • Salz • frisch
gemahlener Pfeffer • Muskat • 2 EL
Hefeflocken • 1–2 TL gekörnte Gemüsebrühe • 1 Bund Petersilie**

1 Alle Mehlsorten in einer Schüssel vermischen.
Eier, Milch und etwas Salz dazugeben. Alles zu
einem dünnflüssigen glatten Teig verrühren und
10 Minuten quellen lassen.

2 Schnittlauch und Petersilie waschen, abtropfen lassen, fein hacken und in den Teig rühren.

3 Eine beschichtete Pfanne jeweils mit einigen
Tropfen Öl ausreiben. Je eine Schöpfkelle
mit Teig füllen, diesen in die schräg gehaltene
Pfanne gießen und verlaufen lassen. Die Pfannkuchen auf beiden Seiten goldbraun backen und
im Backofen warm halten.

4 Für die Sauce die Zwiebeln abziehen und fein
würfeln. Pilze putzen und klein schneiden. Den
Porree putzen, längs durchschneiden, waschen
und in Streifen schneiden. Zwiebeln in der Butter goldbraun braten, die Pilze dazugeben und
einige Minuten dünsten.

5 Porree zu den Pilzen geben. Milch und Sahne
angießen und alles einige Minuten dünsten,
bis die Flüssigkeit zur Hälfte eingekocht ist. Die
Sauce mit Salz, Pfeffer, Muskat, Hefeflocken und
Gemüsebrühe würzen.

6 Die Petersilie waschen, trockenschütteln,
fein hacken und in die Sauce rühren. Die Pfannkuchen einrollen, auf Teller geben, mit der Sauce
begießen und sofort servieren.

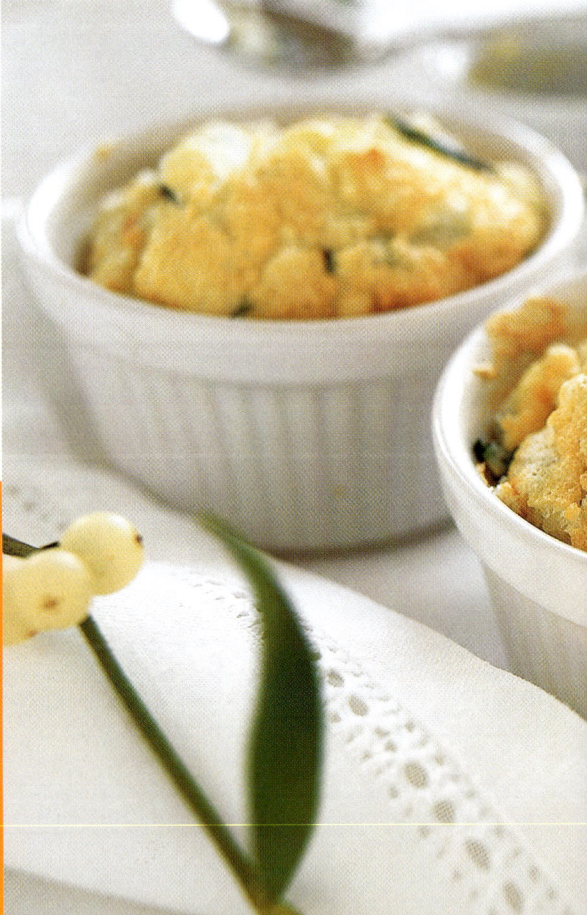

TIPP

Anstelle von Pilzen schmeckt die
Sauce, die zu den Kräuterpfann-
kuchen gereicht wird, auch sehr gut
mit fein geschnittenem Gemüse und
Putenfleischstreifen oder Shrimps.

Zink ist der besondere Glücksfaktor in diesem Gericht – auch ein Spurenelement, das für die Hormonbildung benötigt wird. Es trägt zusätzlich zu körperlichem und geistigem Wohlbefinden bei, indem es die Leistungsfähigkeit erhöht und hilft, Muskeln auf- sowie Fette abzubauen.

INFO

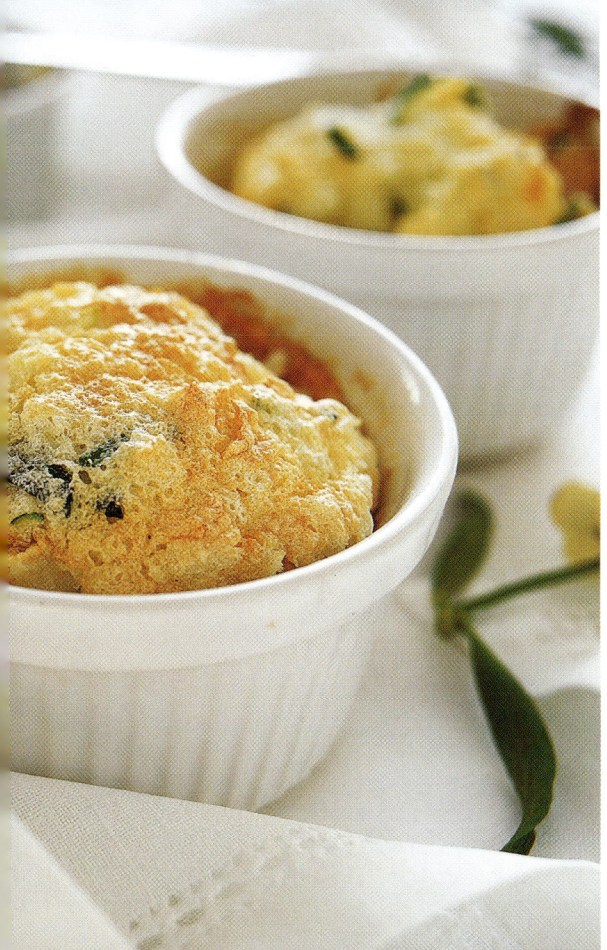

ZUCCHINI
SOUFFLÉ

Pro Port.: 1350 kJ/322 kcal • Chol.: 231 mg
F: 24 g • E: 19 g • KH: 8 g • Ballastst.: 2 g

reicht für 4   dauert 50 Minuten

500 g Zucchini • Meersalz • 40 g Butter
10 g Sojamehl • 10 g Vollkornmehl • 1/4 l
Milch • 1 TL gekörnte Brühe • frisch
gemahlener Pfeffer • Muskat • 1 Bund
Petersilie • 100 g Emmentaler • 3 Eier
für die Form
Butter

1 Zucchini waschen, putzen und in feine Stifte schneiden. Mit 1 Tasse Wasser in einen Topf geben, leicht salzen. Etwa 5 Minuten offen dünsten, bis die Flüssigkeit verdunstet ist.

2 In einem zweiten Topf die Butter erhitzen, das Mehl darin kurz anschwitzen, die Milch einrühren. Die Sauce einige Minuten unter Rühren kochen lassen, bis sie eingedickt ist. Zucchini einrühren, mit Brühe, Salz, Pfeffer und Muskat abschmecken. Die Sauce leicht abkühlen lassen.

3 Den Backofen auf 220 °C (Umluft 200 °C, Gas Stufe 4–5) vorheizen. Eine Auflaufform darin etwa 5 Minuten anwärmen.

4 Petersilie waschen, trockenschütteln, fein hacken. Den Käse reiben. Die Eier trennen. Das Eiweiß mit 1 Prise Salz steif schlagen. Petersilie, Käse und Eigelbe in die Gemüsemasse rühren. Den Eischnee unterziehen.

5 Ein Stück Butter auf den Boden der Form verlaufen lassen. Die Masse einfüllen und das Soufflé auf der mittleren Schiene 25 bis 30 Minuten backen, bis die Oberfläche braun ist.

6 Zum Servieren aus dem Soufflé mit einem Löffel Nocken abstechen und auf die Teller setzen.

Auf diese Art kann man auch ein Soufflé mit Wirsing, Möhren oder Brokkoli zubereiten.

QUICHE
MIT GEMÜSE

**Pro Port. bei 6: 2147 kJ/514 kcal • Chol.: 174 mg
F: 35 g • E: 23 g • KH: 24 g • Ballastst.: 6 g**

reicht für 4–6   dauert 90 Minuten

für den Teig
**200 g Dinkelvollkornmehl • 100 g kalte
Butter • 100 g Magerquark • Meersalz
Fett für die Form**
für den Belag
**250 g Zwiebeln • 2 cm Ingwerwurzel
500 g Brokkoli • 10 g Butter • 1 Bund
Petersilie • 2 Eier, getrennt • 200 g
Crème fraîche • 100 g magerer Schinken
150 g Emmentaler, gerieben • Salz**

1 Mehl mit der Butter in kleinen Stückchen,
Quark und Salz zum Teig verkneten. In Folie
gewickelt mindestens 20 Minuten kühl stellen.

2 Zwiebeln abziehen und in Streifen schneiden.
Ingwer schälen, fein hacken. Brokkoli waschen,
den Strunk schälen, klein würfeln. Den Kopf in
kleine Röschen zerteilen. Zwiebeln und Ingwer
in Butter andünsten, Brokkolistücke und 1 Tasse
Wasser zufügen, zugedeckt 5 Minuten dünsten.
Brokkoliröschen etwa 5 Minuten mitdünsten.

3 Den Backofen auf 200 °C (Umluft 180 °C, Gas
Stufe 3–4) vorheizen. Eine Quicheform fetten.
Teig darin ausdrücken, einen Rand von 3 Zenti-
metern hoch ziehen. Teig mehrmals einstechen,
auf der mittleren Schiene 10 Minuten backen.

4 Petersilie hacken, mit Eigelben und Crème
fraîche verquirlen. Schinken würfeln und mit
dem Käse unterrühren. Eiweiße mit etwas Salz
steif schlagen und unterheben. Gemüse auf den
Teig geben und Ei-Käse-Masse darauf verteilen.
Die Quiche auf der mittleren Schiene 25 bis
30 Minuten backen.

*Dazu passt ein knackiger grüner oder ein
Tomatensalat.*

Ab und zu einmal etwas fetterer Käse
ist bei der Glücksernährung durchaus
erlaubt. Im Käse- bzw. Milchfett ist
die so genannte konjugierte Linolsäure enthalten. Sie steigert das
Wohlbefinden, weil sie die Fettverbrennung fördert und die Immunkraft
steigert.

INFO

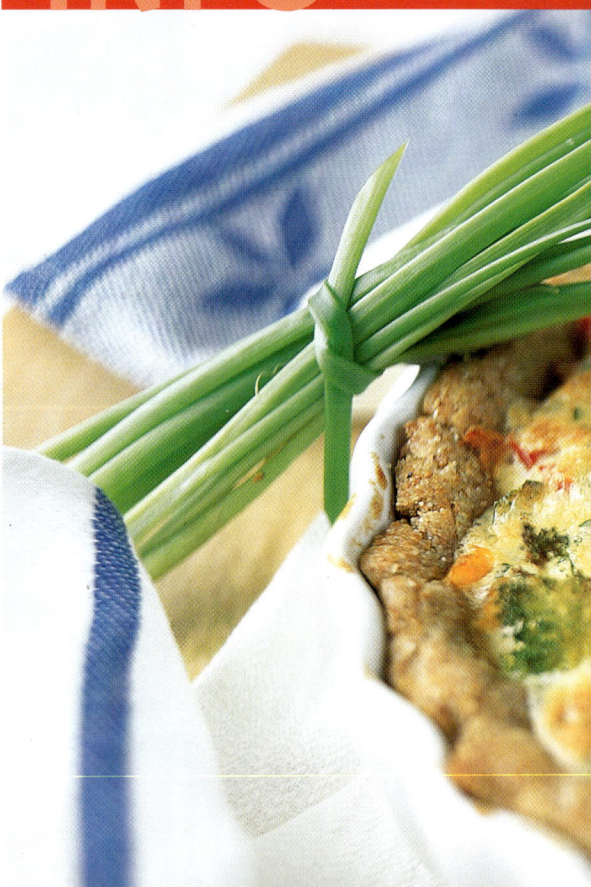

PIZZA
MIT SCHINKEN

**Pro Port.: 2458 kJ/588 kcal • Chol.: 45 mg
F: 32 g • E: 27 g • KH: 47 g • Ballastst.: 9 g**

reicht für 4   dauert 60 Minuten

für den Teig
**10 g frische Hefe (1/4 Würfel) • 1 TL
Meersalz • 300 g Dinkelvollkornmehl
1 EL Öl • Öl für das Blech**
für den Belag
**250 g Tomaten (frisch oder aus der
Dose) • 1 Zwiebel • Meersalz • 100 g
Champignons • 50 g gekochter magerer
Schinken • 2–3 EL Olivenöl • 50 g schwarze
Oliven • frisch gemahlener Pfeffer • Oregano • 200 g Mozzarella oder Butterkäse**

1 150 Milliliter Wasser, Hefe und das Salz verrühren. Mehl einrühren, das Öl zugeben. Teig
mit den Knethaken des Rührgerätes kneten, bis
er geschmeidig ist und sich von der Schüssel
löst. Wenn nötig, noch etwas Wasser zugeben.
Zugedeckt 20 bis 30 Minuten gehen lassen.

2 Den Backofen auf 250 °C (Umluft 225 °C,
Gas Stufe 6) vorheizen, ein Backblech einölen.
Frische Tomaten waschen, halbieren und den
Strunk ausschneiden. Tomaten grob zerkleinern
und pürieren. Dosentomaten abtropfen lassen
und zerschneiden oder pürieren. Zwiebel abziehen, in feine Ringe schneiden und mit etwas Salz
vermischt ziehen lassen. Pilze putzen und fein
schneiden. Schinken in Streifen schneiden.

3 Teig durchkneten, auf dem geölten Blech ausdrücken, mit Öl bestreichen, Tomatenpüree,
Zwiebeln, Pilze, Schinken und Oliven darauf verteilen. Mit Salz, Pfeffer und Oregano würzen.
Käse fein würfeln oder reiben, darüber streuen.

4 Das Blech auf die unterste Schiene des Backofens schieben und die Pizza 15 bis 20 Minuten
backen, bis der Teigrand knusprig braun ist.

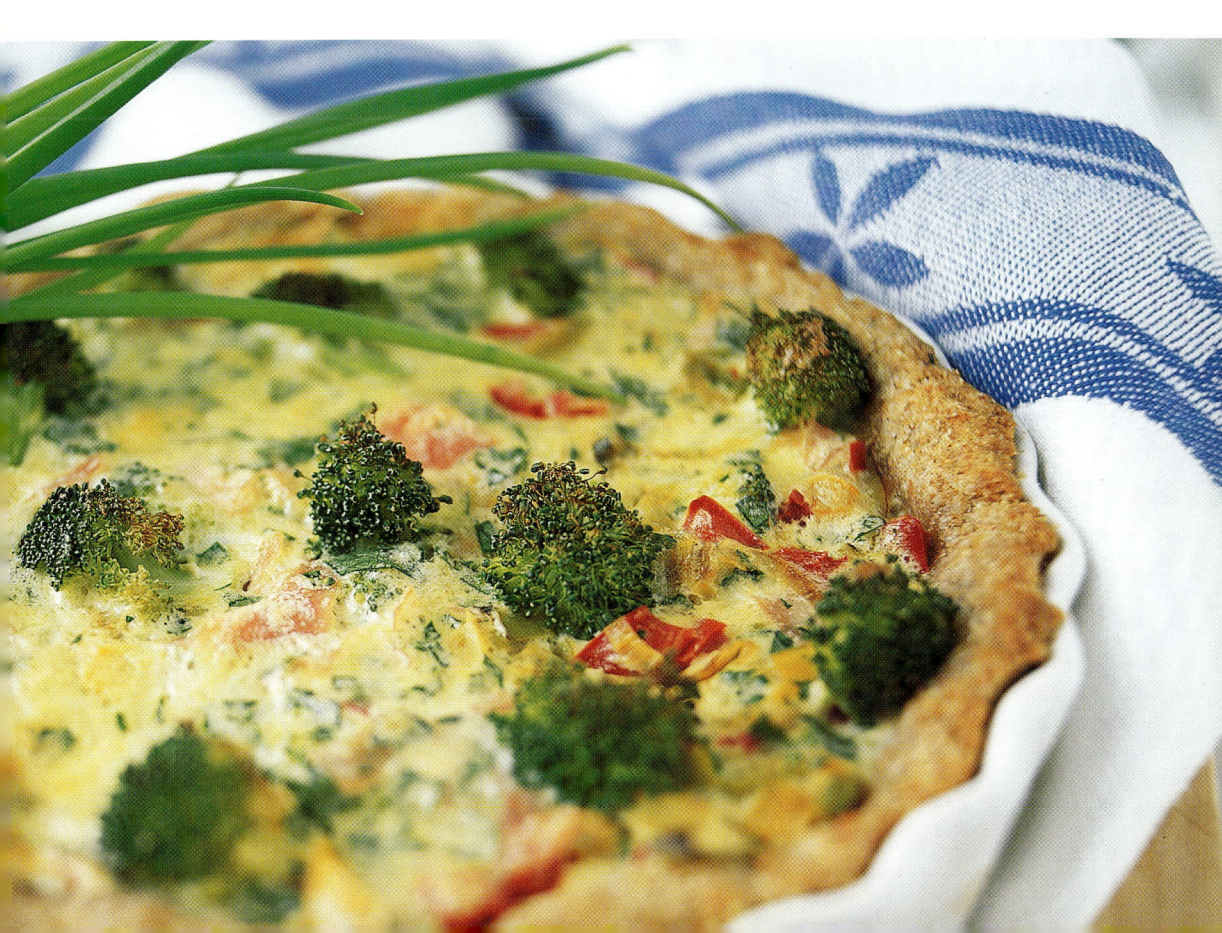

GEMÜSE
LASAGNE

Pro Port. bei 6: 1283 kJ/306 kcal • Chol.: 56 mg
F: 23 g • E: 18 g • KH: 6 g • Ballastst.: 5 g

reicht für 4–6   dauert 90 Minuten

2 Auberginen • 2 Zucchini • 300 g Spinat 200 g Shiitake- oder andere Pilze 2 Zwiebeln • 2 Knoblauchzehen • 3–4 EL Olivenöl • 250 g Hackfleisch vom Rind oder Lamm • 500 g Tomatenpüree oder Pizzatomaten aus der Dose • 100 g Sahne • etwa 1/8 l Gemüsebrühe • Salz frisch gemahlener Pfeffer • je 1 TL getrockneter Thymian, Salbei und Oregano • 100 g Pecorino, fein gerieben

1 Auberginen und Zucchini waschen, putzen, Stielansätze abschneiden. Das Gemüse längs in etwa 8 Millimeter dicke Scheiben schneiden (geht gut mit der Brotschneidemaschine). In einer großen Pfanne etwa 1/4 Liter Wasser zum Kochen bringen, Gemüsescheiben fächerartig hineinlegen, zugedeckt 4 bis 5 Minuten garen.

2 Spinat verlesen, waschen und putzen. Große Blätter etwas klein schneiden. Pilze putzen und in Streifen schneiden. Den Backofen auf 200 °C (Umluft 180 °C, Gas Stufe 3–4) vorheizen.

3 Zwiebeln und Knoblauch abziehen, fein schneiden und im heißen Öl goldbraun braten. Pilze etwa 5 Minuten mitbraten. Hackfleisch zufügen, ebenfalls mitbraten. Tomaten, Sahne und Gemüsebrühe angießen, die Sauce mit Salz, Pfeffer und den Kräutern würzen.

4 In eine große flache Auflaufform abwechselnd Hackfleischsauce, Käse, Gemüsescheiben, Spinat und wieder Käse schichten, die letzte Schicht bilden Sauce und Käse.

5 Die Lasagne auf der mittleren Schiene des Backofens 15 bis 20 Minuten überbacken.

Variante Natürlich können Sie in diese Gemüselasagne auch noch einige Nudelplatten mit einschichten. Es gibt Sorten ohne Vorgaren, sie werden direkt aus der Packung verwendet.

SPAGHETTI MIT
SHRIMPS

Pro Port.: 2170 kJ/520 kcal • Chol.: 159 mg
F: 10 g • E: 37 g • KH: 62 g • Ballastst.: 7 g

reicht für 4   dauert 30 Minuten

400 g Shrimps • 2 EL Zitronensaft 2 Stangen Porree • 1 rote Paprikaschote 1 Zwiebel • 2 Knoblauchzehen • 300 g Hartweizenspaghetti • Meersalz • 2 EL Olivenöl • 1/8 l Weißwein • 1–2 TL gekörnte Gemüsebrühe • 1 Stück Peperoni oder 1 Prise Cayennepfeffer • 150 g Kräuter-Crème-fraîche oder fettarmer Kräuterfrischkäse • 1 Bund Schnittlauch

1 Die Shrimps abspülen, in eine Schüssel geben und mit dem Zitronensaft beträufeln. Porree putzen, längs durchschneiden, waschen und fein schneiden. Die Paprika waschen, Kerne und weiße Trennwände entfernen, die Schote sehr fein würfeln und dazugeben. Zwiebel und Knoblauch abziehen und fein würfeln.

2 Die Nudeln nach Packungsvorschrift in Salzwasser bissfest kochen. In ein Sieb abgießen, dabei das Kochwasser auffangen.

3 Das Öl erhitzen, Zwiebeln und Knoblauch darin in etwa 5 Minuten goldgelb dünsten. Porree und Paprika dazugeben. Wein angießen, die Gemüsebrühe einrühren und das Gemüse bei schwacher Hitze etwa 5 Minuten ziehen lassen.

4 Die Peperoni, falls verwendet, waschen, fein würfeln (Achtung: sofort Hände waschen) und einrühren (oder mit Cayennepfeffer würzen). Crème fraîche oder Frischkäse und Shrimps einrühren und 2 bis 3 Minuten ziehen lassen. Nach Belieben etwas Nudelkochwasser einrühren.

5 Die Mischung mit Salz abschmecken, Nudeln unterrühren. Schnittlauch waschen, trockenschütteln und die Portionen damit bestreuen.

Anstelle der Shrimps schmecken die Spaghetti auch gut mit klein geschnittenem Fisch oder Räucherlachs.

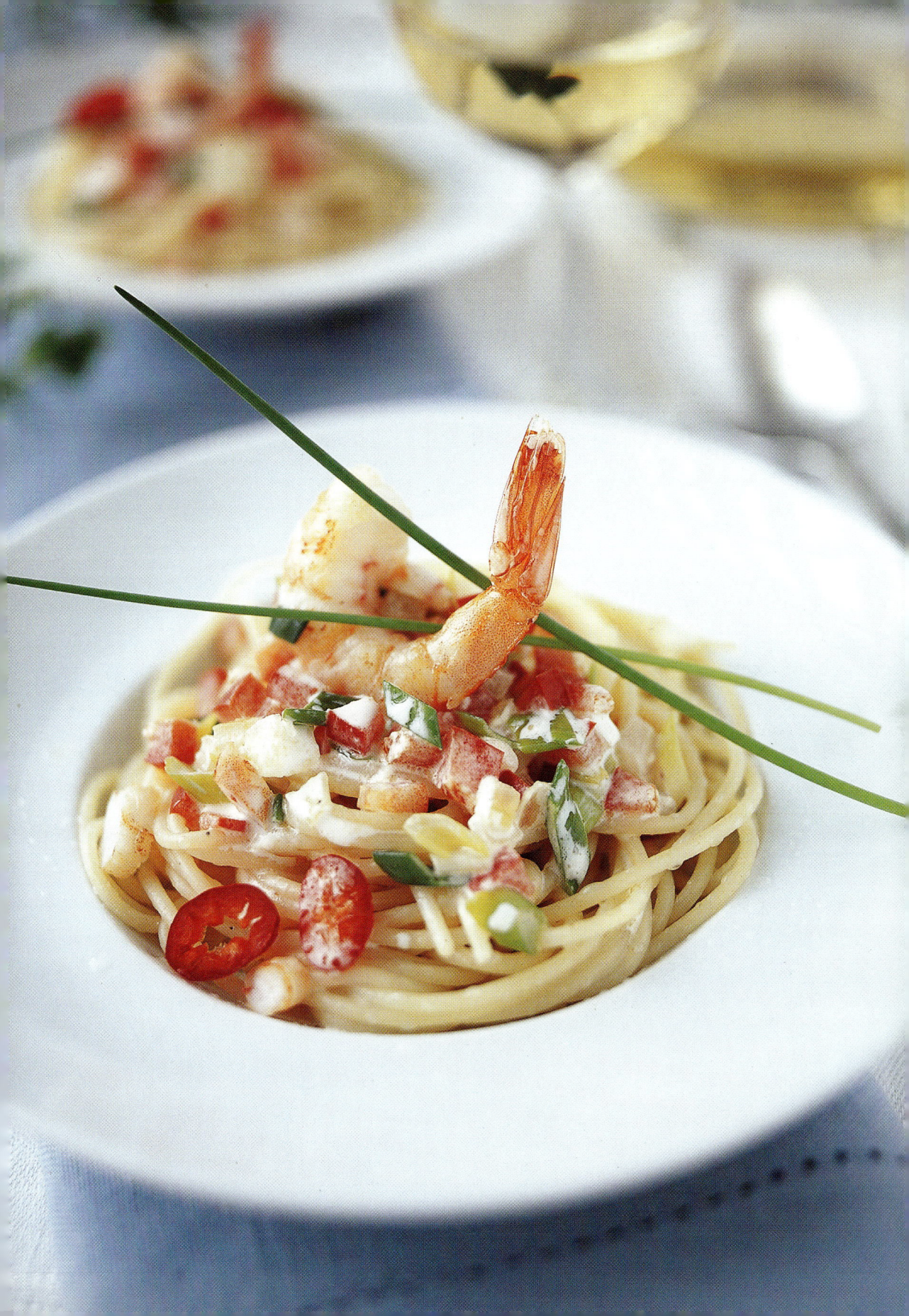

PENNE
MIT LAMM
UND GEMÜSE

**Pro Port.: 1941 kJ/463 kcal • Chol.: 50 mg
F: 11 g • E: 29 g • KH: 60 g • Ballastst.: 9 g**

reicht für 4   dauert 40 Minuten

**2 große Zwiebeln • 2 Knoblauchzehen
1 kleine gelbe Paprikaschote • 500 g
Brokkoli • 300 g Penne (aus Hartweizen) • Salz • 4 Tomaten • 2 EL Olivenöl
300 g Lammschulter • 2 EL Aceto balsamico oder Rotwein • 1 Prise Zimtpulver
frisch gemahlener Pfeffer • 1 Prise
Cayennepfeffer • 1 Bund Petersilie**

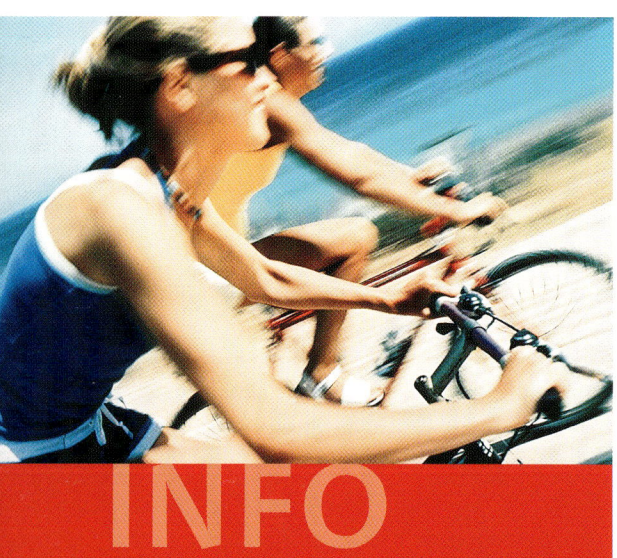

1 Zwiebeln und Knoblauch abziehen und fein hacken. Paprikaschote waschen, Kerne und weiße Trennwände entfernen, und die Schote fein würfeln. Brokkoli waschen und putzen. Den Strunk abschneiden, schälen und fein würfeln. Den Kopf in Röschen zerteilen.

2 Die Nudeln nach Packungsvorschrift in Salzwasser bissfest kochen. Die Tomaten waschen, kurz in das heiße Nudelwasser legen, dann herausnehmen und die Haut abziehen. Das Fruchtfleisch würfeln, dabei den Strunk entfernen. Nudeln in ein Sieb abgießen, dabei das Kochwasser auffangen.

3 Das Öl in einer Pfanne erhitzen, Zwiebeln und Knoblauch darin 2 bis 3 Minuten andünsten. Das Lammfleisch kalt abwaschen, trockentupfen und in 6 Millimeter dicke Scheiben schneiden, dazugeben und anbraten. Mit Essig oder Wein ablöschen, mit Zimt, Pfeffer, Cayennepfeffer und Salz würzen.

4 Den Brokkoli mit 1 Tasse Wasser und etwas Salz in einen Topf geben und zugedeckt in 5 bis 10 Minuten nicht zu weich dünsten. Den Brokkoli in ein Sieb geben.

5 Tomaten und Paprika zum Fleisch geben und alles noch 5 bis 10 Minuten leicht kochen lassen. Die Petersilie waschen, trockenschütteln und fein hacken.

6 Die Fleisch-Gemüse-Pfanne mit der Hälfte der Petersilie unter die Nudeln mischen und abschmecken. Den Brokkoli zum Schluss vorsichtig untermischen und die restliche Petersilie darüber streuen.

Variante Anstelle des Lammfleisches können Sie auch andere Fleischsorten oder Hähnchenleber verwenden. Anstelle von Brokkoli passen sehr gut Zucchini.

INFO

Brokkoli und andere Kohlarten enthalten Vitamin C, Kalzium und reichlich Karotin, die alle die Bildung der Glückshormone unterstützen.

Wer Sport treibt, kennt das Glücksgefühl danach: Bei körperlicher Anstrengung werden vermehrt Glückshormone gebildet, die gute Laune machen.

STEAK
MIT SENFSAUCE
UND GEMÜSE

Pro Port.: 1340 kJ/320 kcal • Chol.: 85 mg
F: 14 g • E: 27 g • KH: 21 g • Ballastst.: 8 g

reicht für 4   dauert 30 Minuten

4 Rindersteaks (à 100 g) • 2 1/2 EL Öl
1 Zwiebel • 1 Stange Porree • 2 rote
Paprikaschoten • 2 gelbe Paprikascho-
ten • 250 g junge Kartoffeln • Meersalz
frisch gemahlener Pfeffer • 1 TL gekörn-
te Gemüsebrühe
für die Sauce
100 g Crème fraîche oder saure Sahne
1–2 EL Dijon-Senf • 2 EL Hefeflocken
1 Kästchen Kresse oder 1 Bund Schnitt-
lauch

1 Steaks kalt abwaschen, trockentupfen und
mit etwas Öl einpinseln. Zwiebel abziehen, halbieren und in Streifen schneiden. Porree putzen,
längs durchschneiden, waschen und in schmale
Streifen schneiden. Paprikaschoten waschen,
Kerne und weiße Trennwände entfernen, und
die Schoten würfeln. Die Kartoffeln schälen und
in etwa 1 Zentimeter große Würfel schneiden.

2 Die Hälfte des restlichen Öls in einem Topf
erhitzen. Die Zwiebeln darin andünsten, Kartoffeln mit 2 Tassen Wasser dazugeben und
zugedeckt etwa 10 Minuten garen. Paprika und
Porree dazugeben und 5 bis 10 Minuten mitdünsten. Die Gemüse mit Salz, Pfeffer und
Gemüsebrühe würzen.

3 Das restliche Öl in einer Pfanne erhitzen und
die Steaks darin auf jeder Seite etwa 5 Minuten
braten. Das Fleisch salzen, pfeffern, herausnehmen und im Backofen warm halten.

4 Den Bratensatz mit etwas warmem Wasser
loskochen, Crème fraîche, Senf und Hefeflocken
einrühren, kurz aufkochen lassen. Falls die Sauce
zu dick ist, etwas Gemüsekochwasser einrühren.

Mageres Fleisch enthält L-Carnitin,
unverzichtbar in der Glücksernährung, denn dieser Stoff ist ein »Wäch-
ter der schlanken Linie«: L-Carnitin
führt die Fette der Verbrennung in
den Zellen zu, was verhindert, dass
sie in die Fettzellen eingelagert werden.

INFO

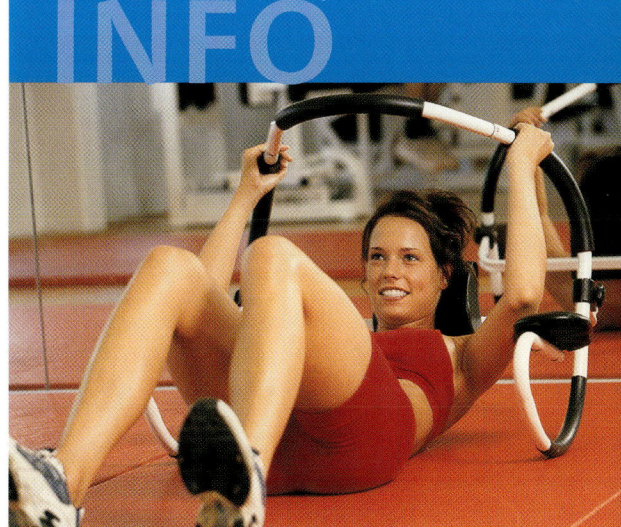

5 Kresse oder Schnittlauch waschen, trockenschütteln und fein schneiden. Die Steaks mit
dem Kartoffel-Paprika-Gemüse auf Teller verteilen, jeweils etwas Sauce angießen und
Kräuter darüber streuen.

Variante Anstelle von Kartoffeln passen auch
Auberginen oder Zucchini. Diese vor dem Dünsten in wenig Olivenöl anschwitzen.

SEETEUFEL
MEDAILLONS
AUF SPINAT

**Pro Port.: 1038 kJ/247 kcal • Chol.: 46 mg
F: 11 g • E: 30 g • KH: 7 g • Ballastst.: 5 g**

reicht für 4　　　　　　dauert 20 Minuten

**600 g Seeteufelfilet, gehäutet • 2 EL
Zitronensaft • Meersalz • 3 EL Olivenöl
700 g Spinat
für die Sauce
4 Schalotten • 1 Esslöffel Olivenöl
4 Knoblauchzehen • 300 g Tomatenwür-
fel • 1 Bund Petersilie• Salz • frisch
gemahlener Pfeffer • 1 Bund Petersilie
Thymian • 2 EL Sahne oder Dosenmilch
2 EL Hefe- oder Sojaflocken**

1 Für die Sauce Schalotten und Knoblauch
abziehen und sehr fein würfeln. In einem Topf
2 Esslöffel Öl erhitzen und Schalotten und die
Hälfte des Knoblauchs bei mittlerer Hitze darin
andünsten. Tomaten dazugeben, zerdrücken
und etwa 10 Minuten leicht kochen lassen.

2 Inzwischen die Fischfilets kalt abwaschen,
trockentupfen, mit Zitronensaft beträufeln und
salzen. Den Backofengrill vorheizen. Filets mit
1 Esslöffel Öl einpinseln, in eine flache Auflaufform legen und unter dem heißen Grill je nach
Dicke 10 bis 15 Minuten grillen.

3 Petersilie waschen, trockenschütteln und fein
hacken. Die Sauce mit Salz, Pfeffer und Thymian
würzen. Petersilie, Sahne und Flocken einrühren.

4 Spinat waschen und verlesen. Das restliche Öl
erhitzen, den übrigen Knoblauch darin goldbraun braten. Den Spinat tropfnass hineingeben, salzen und zugedeckt 5 Minuten dünsten.
Den Spinat portionsweise auf Teller geben, die
Fischfilets darauf legen und die Sauce angießen.

Variante Die Seeteufelmedaillons sind etwas
für besondere Anlässe. Auch mit Goldbarsch
oder Kabeljau schmeckt das Gericht.

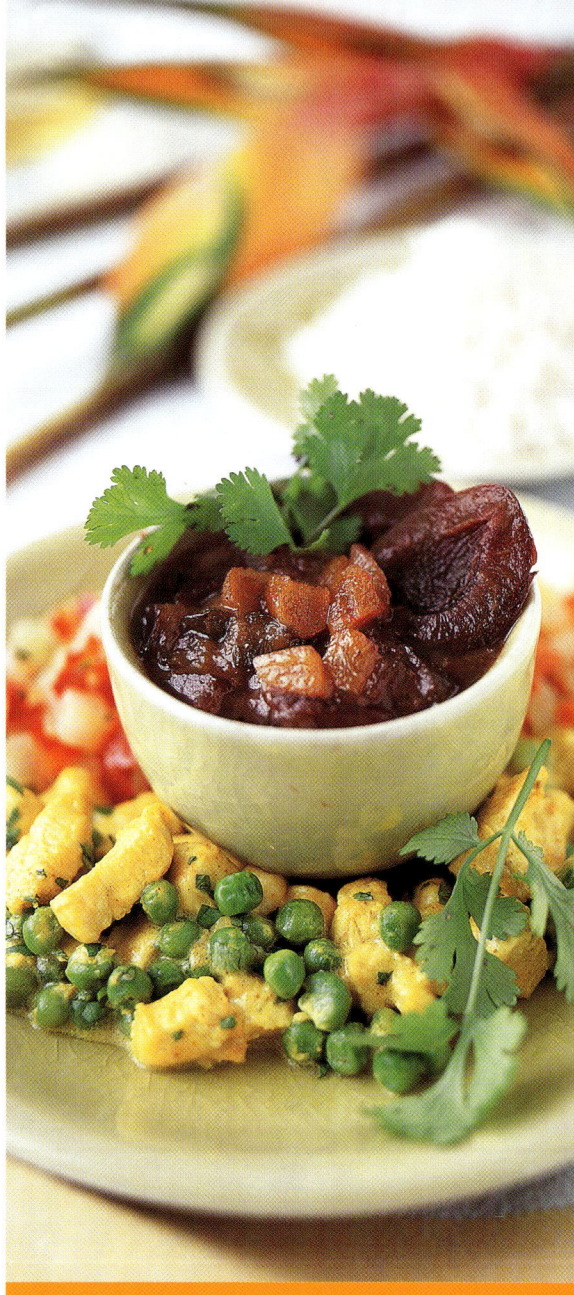

*Wer das Hähnchencurry gerne scharf mag,
kann etwas mehr Currypaste nehmen.
Aber: Vorsichtig dosieren und immer wieder
die Schärfe testen.*

HÄHNCHEN CURRY MIT

PFLAUMEN-CHUTNEY

Pro Port.: 2038 kJ/488 kcal • Chol.: 94 mg
F: 24 g • E: 31 g • KH: 25 g • Ballastst.: 8 g

reicht für 4   dauert 40 Minuten

400 g Hähnchenbrustfilet • 2 rote Paprikaschoten • 2 Kohlrabi • 2 große Zwiebeln • 1 Knoblauchzehe • 2 cm Ingwerwurzel • 4 EL Öl • 1/4 l trockener Weißwein oder Apfelwein • 100 g Sahne • Meersalz • frisch gemahlener Pfeffer • 2 TL gekörnte Hühnerbrühe 2 EL Currypaste (ersatzweise Currypulver) • 1–2 EL Sojamehl und/oder Hefeflocken • 50 g tiefgekühlte Erbsen • 1 EL gehackte Korianderblätter (ersatzweise Petersilie)

für das Chutney

250 g reife Pflaumen • 250 g Pfirsiche 1 große Zwiebel • 2 cm Ingwerwurzel 1 EL Öl • 1 EL Fruchtzucker • 2–3 EL Sherry oder Aceto balsamico • Salz frisch gemahlener Pfeffer

1 Das Fleisch kalt abwaschen, trockentupfen und in 1 bis 2 Zentimeter große Stücke oder Streifen schneiden. Die Paprikaschoten waschen und Kerne und weiße Trennwände entfernen, den Kohlrabi schälen und beides ebenfalls in 1 Zentimeter große Stücke schneiden. Zwiebeln und Knoblauch abziehen, den Ingwer schälen.

2 Zwiebeln würfeln, Knoblauch und Ingwer sehr fein schneiden. Alle drei Zutaten in der Hälfte des Öls 4 bis 5 Minuten andünsten. Kohlrabi dazugeben, 1/4 Liter Wasser angießen und das Gemüse zugedeckt 10 Minuten dünsten. Paprika dazugeben und etwa 5 Minuten bei schwacher Hitze mitdünsten.

3 In einer zweiten Pfanne das restliche Öl erhitzen. Die Fleischstreifen darin 4 bis 5 Minuten anbraten. Wein und Sahne angießen. Mit Salz, Pfeffer, Brühe und Currypaste würzen. Sojamehl und/oder Hefeflocken dazugeben. Die Erbsen einrühren und alles 2 bis 3 Minuten leicht kochen lassen. Eventuell noch etwas Wasser aufgießen. Den Koriander darüber streuen.

4 Für das Chutney die Pflaumen waschen. Die Pfirsiche mit kochendem Wasser übergießen und einige Minuten darin liegen lassen. Pflaumen entsteinen und fein würfeln. Zwiebel abziehen und in Streifen schneiden. Ingwer schälen und sehr fein würfeln.

5 Für das Chutney das Öl erhitzen, Zwiebeln dazugeben und unter Rühren goldgelb braten. Den Zucker darüber streuen und karamellisieren lassen. Die Pflaumen dazugeben und einkochen lassen.

6 Die Pfirsiche abziehen, halbieren, entsteinen, würfeln und ebenfalls dazugeben. Das Chutney noch einige Minuten leicht kochen lassen. Mit Sherry, Salz und Pfeffer abschmecken und zum Hähnchencurry servieren. Dazu passt am besten Basmatireis.

INFO

Ingwer, die aromatische Wurzel, entfaltet viele positive Wirkungen im Körper: Er fördert beispielsweise die Verdauung, vernichtet Bakterien im Magen-Darm-Trakt, fördert die Durchblutung – für einen gesunden Stoffwechsel und körperliche Fitness.

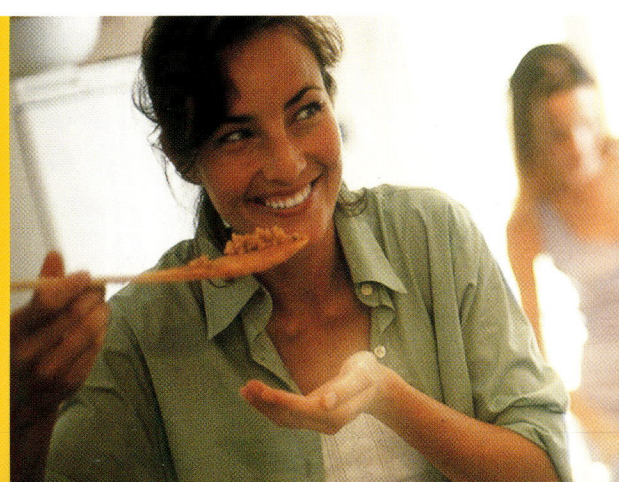

GEFLÜGEL
FRIKADELLEN MIT
BROKKOLIPÜREE

Pro Port.: 1095 kJ/262 kcal • Chol.: 70 mg
F: 9 g • E: 37 g • KH: 8 g • Ballastst.: 7 g

reicht für 4   dauert 40 Minuten

für das Püree
1 kg Brokkoli • Meersalz • 1 Prise
Muskat • 2 EL Sojamehl oder -flocken
2 EL Sahne
für die Frikadellen
1 Zwiebel • 400 g Puten- oder Hähn-
chenbrust • 4 Salbeiblätter • 1 Bund
Petersilie • 20 g Parmesan am Stück
150 g Zucchino • Meersalz • frisch
gemahlener Pfeffer • 2 EL Hefeflocken
zum Braten
2 TL Öl oder Butterschmalz

1 Brokkoli waschen und putzen. Den Stiel schälen und würfeln, den Kopf in einzelne Röschen
zerteilen. Brokkoli mit etwa 1/2 Liter Wasser in
einen Topf geben und bei mittlerer Hitze etwa
10 Minuten kochen lassen.

2 Inzwischen die Zwiebel abziehen und vierteln. Das Puten- oder Hähnchenfleisch kalt
abwaschen, trockentupfen, grob schneiden und
zusammen mit den Zwiebeln in einem Blitzhacker fein zerkleinern.

3 Salbei und Petersilie waschen, trockentupfen
und fein schneiden. Parmesan fein reiben. Den
Zucchino waschen, putzen und fein raspeln. Alle
diese Zutaten zur Fleisch-Zwiebel-Masse geben,
diese mit Salz, Pfeffer und Hefeflocken würzen.
Aus dem Fleischteig kleine Küchlein formen.

4 In einer beschichteten Pfanne das Öl erhitzen
und die Küchlein darin von beiden Seiten goldbraun braten.

5 Den Brokkoli mit Salz und Muskat würzen.
Mit einem Mixstab pürieren, Sojamehl oder
-flocken sowie die Sahne einrühren und das
Püree abschmecken. So viel Flüssigkeit durch

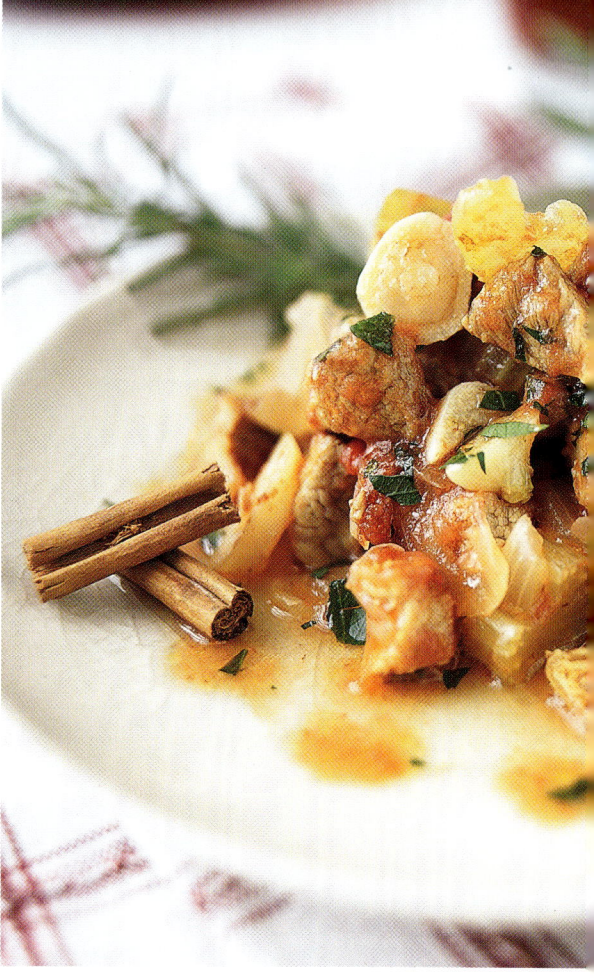

*Als Beilage zum Lamm in Knoblauch-
Zwiebel-Sauce schmeckt am besten ein
knuspriges Fladenbrot (Rezept Seite 26)
und südländisches buntes Gemüse.*

leichtes Kochen verdunsten lassen, bis das Püree
eine ausreichend cremige Konsistenz hat.

Varianten Anstelle von Geflügelfleisch
eignen sich für die Frikadellen auch mageres
Schweine- oder Rindfleisch oder Fischfilet.
Wird Fischfleisch verwendet, zusätzlich 1 Ei zum
Binden verwenden. Und das Püree können Sie
auch mit anderen Gemüsen, etwa Wirsing, Zucchini oder Kohlrabi, variieren.

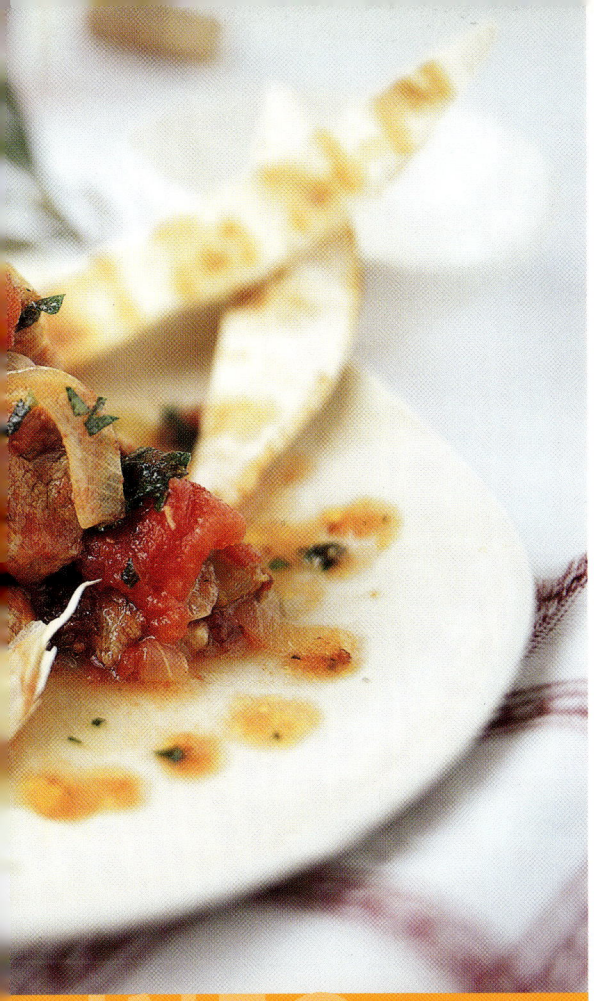

LAMM
IN KNOBLAUCH
ZWIEBEL-SAUCE

**Pro Port. bei 6: 1075 kJ/257 kcal • Chol.: 77 mg
F: 11 g • E: 24 g • KH: 6 g • Ballastst.: 2 g**

reicht für 4–6   dauert 60 Minuten

**250 g Zwiebeln • 1 ganze Knoblauch-
knolle • 2 cm Ingwerwurzel • 700 g
mageres Lammfleisch, z. B. Schulter
oder Keule • 2 EL Traubenkern- oder
Olivenöl • 1/4 l Weiß- oder Rotwein
(ersatzweise 2–3 EL Aceto balsamico)
2 Tomaten • 1 Bund Petersilie • 1 unbehandelte Zitrone • Meersalz • frisch
gemahlener Pfeffer • 1 Prise Zimtpulver**

1 Zwiebeln und Knoblauch abziehen. Zwiebeln
in Streifen schneiden. Die Hälfte der Knoblauchzehen quer in Scheiben schneiden. Ingwer schälen und fein würfeln. Das Fleisch in 2 bis 3 Zentimeter große Würfel schneiden.

2 In einem Bratentopf das Öl erhitzen. Zwiebeln, Knoblauchscheiben und Ingwer darin bei
mittlerer Hitze goldbraun braten. Das Fleisch in
die Pfanne geben und rundum anbraten. Mit
Wein oder Essig und 1/4 Liter Wasser ablöschen, den Bratensatz lösen. Alles etwa 20 Minuten bei niedriger Hitze zugedeckt schmoren.

3 Tomaten waschen, für 5 Minuten in den Topf
zu dem Ragout legen, dann herausnehmen,
leicht abkühlen lassen und die Haut abziehen.
Die Tomaten würfeln, dazugeben und 5 Minuten mitschmoren lassen.

4 Petersilie waschen, trockenschütteln, grob
schneiden. Zitrone heiß abwaschen, dünn schälen, zusammen mit der Petersilie und dem übrigen Knoblauch im Blitzhacker fein zerkleinern.

5 Das Ragout mit Salz, Pfeffer und Zimt würzen
und abschmecken.

INFO

Knoblauch hat in der Glücksernährung einen festen Platz: Seine Inhaltsstoffe schützen vor Bakterien, Viren
und Pilzen, tragen dazu bei, den Blut-
druck niedrig und die Blutgefäße jung
zu halten. Das sind beste Voraussetzungen für körperliches Wohlbefinden. Rohen Knoblauch sollten Sie
aber nur in kleinen Mengen verwenden, da er schwerer verdaulich ist als
kurz gegarter Knoblauch.

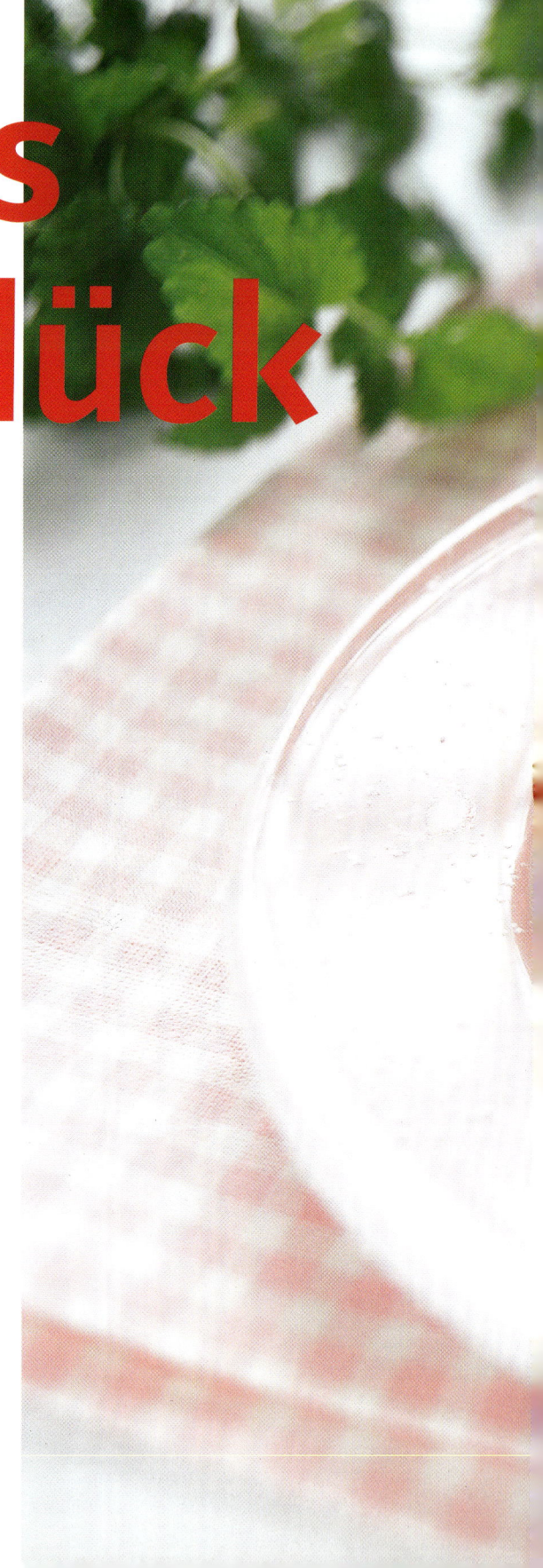

Süßes Glück

Das Richtige naschen

Auch für Naschkatzen bietet die Glücksernährung einiges. Und eigenen Kreationen steht nichts im Weg, wenn Sie folgende Regeln beachten: Möglichst mit frischen Früchten süßen, als zusätzliche Süße am besten Fruchtzucker oder Agavendicksaft verwenden. Normalen Zucker nur in kleinen Mengen.

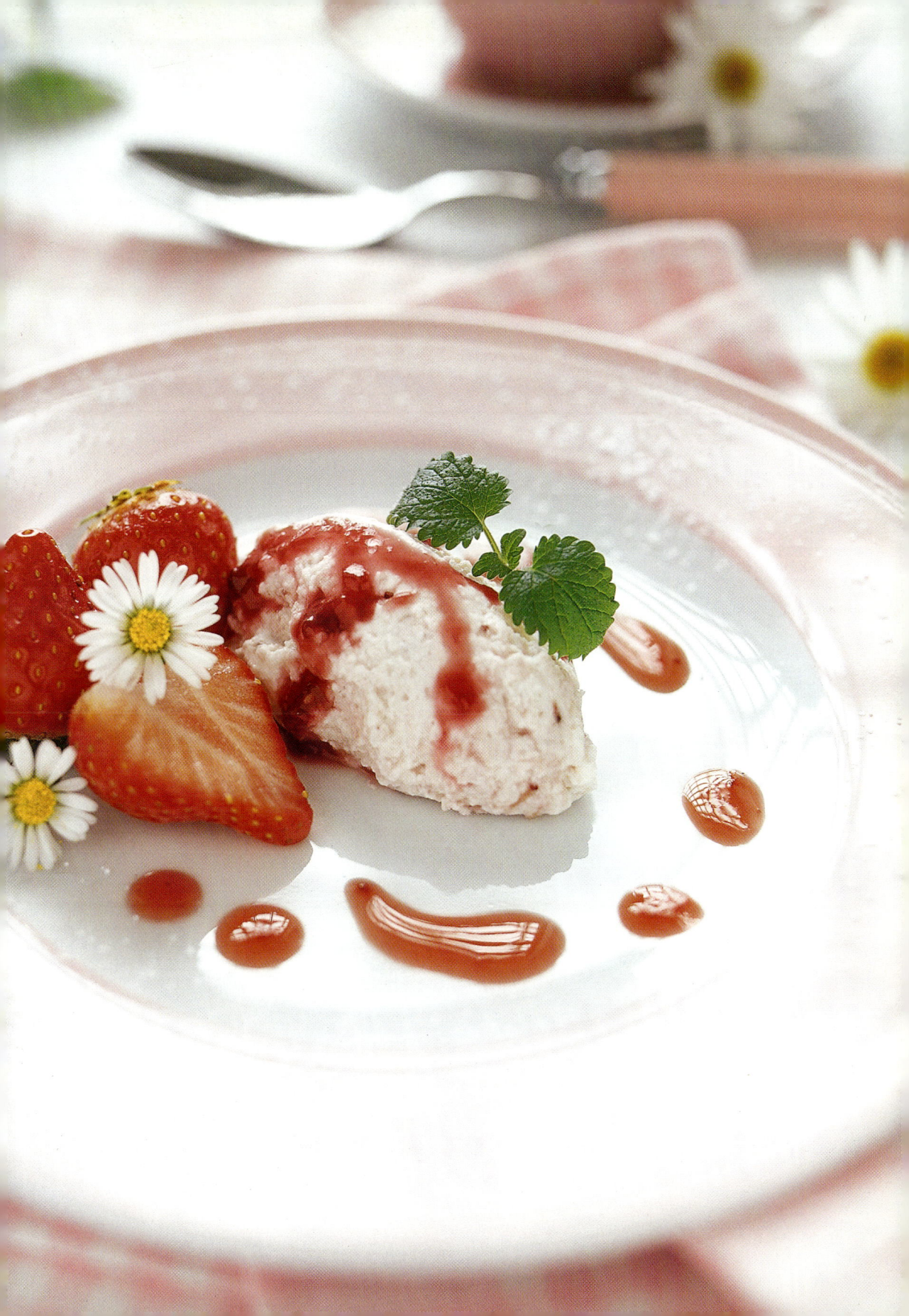

BUTTERMILCH TÖRTCHEN

Pro Port.: 1026 kJ/245 kcal • Chol.: 4 mg
F: 1 g • E: 7 g • KH: 49 g • Ballastst.: 1 g

reicht für 4

dauert 30 Minuten
kühlt 90 Minuten

6 Blatt Gelatine • 1/2 l Buttermilch 100 g Fruchtzucker • 1 Messerspitze gemahlene Vanille • 500 g Himbeeren, Erdbeeren oder gemischte Beeren etwas Fruchtzucker oder Agavendicksaft nach Belieben

1 Die Gelatine in kaltem Wasser 5 bis 10 Minuten einweichen, ausdrücken, in einen Topf geben und bei mittlerer Hitze auflösen. Den Topf von der Kochstelle nehmen und die Buttermilch unter kräftigem Rühren nach und nach mit der Gelatine vermischen. Zucker und Vanille einrühren.

2 Vier kleine Förmchen oder eine Schüssel mit kaltem Wasser ausspülen. Die Buttermilchspeise hineingießen und in etwa 1 1/2 Stunden im Kühlschrank fest werden lassen.

3 Inzwischen die Beeren verlesen, gegebenenfalls putzen, in einem Sieb abbrausen, abtropfen lassen und mit einem Mixstab pürieren. Nach Geschmack süßen.

4 Die Förmchen oder die Schüssel mit der Buttermilchspeise kurz in heißes Wasser tauchen, dann auf Portionsteller oder auf eine Platte stürzen. Das Fruchtpüree dazu servieren.

Variante Anstelle von Buttermilch können Sie dieses Rezept auch mit cremigem Magerjoghurt zubereiten. Oder Sie ersetzen die Hälfte der Buttermilch durch roten Traubensaft. Das Ergebnis ist ein rotes Dessert, das Sie mit Weintrauben und einer kalten Vanilleeissauce (siehe das folgende Rezept) servieren können.

Bei dekorativen Schälchen werden die Buttermilchtörtchen nicht gestürzt, sondern direkt serviert.

INFO

Eiweißreiche, fettarme Nahrungsmittel wie etwa Buttermilch, aber auch Kefir, Magerjoghurt und Magerquark zusammen mit reichlich frischen Früchten sind wahre Glücksbringer: Das Vitamin C aus dem Obst fördert die Bildung der Glückshormone aus den Eiweißbausteinen.

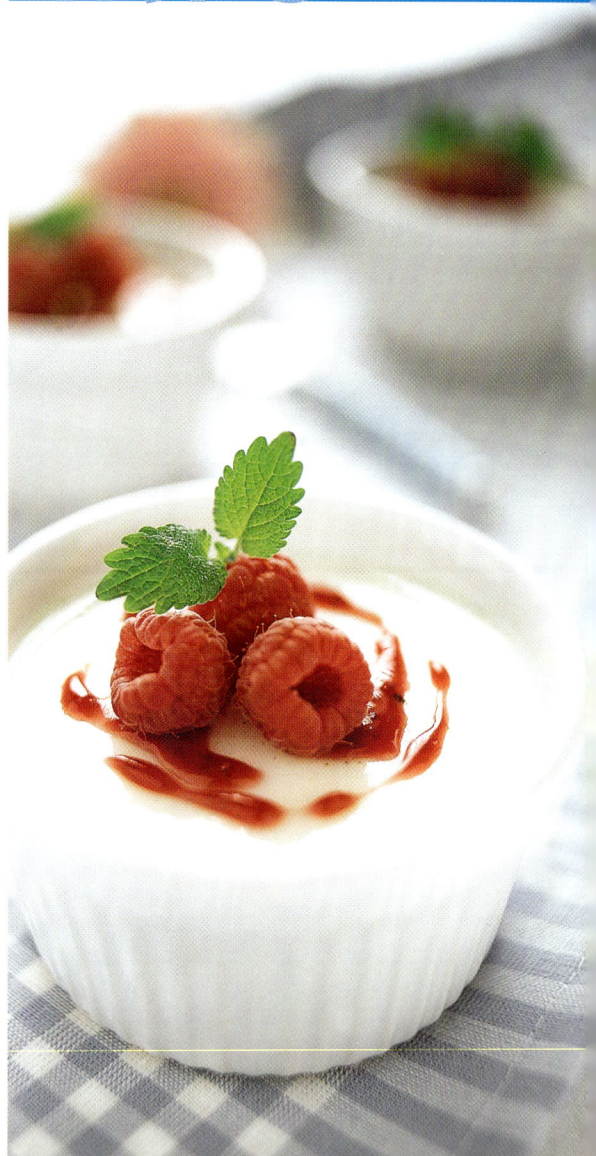

OBSTGELEE TÖRTCHEN

Pro Port.: 609 kJ/145 kcal • Chol.: 3 mg
F: 1 g • E: 4 g • KH: 28 g • Ballastst.: 2 g

reicht für 4   dauert 20 Minuten
kühlt 1–2 Stunden

1/4 l Apfelsaft • 6 Blatt weiße Gelatine oder 3 TL gemahlene Gelatine • 500 g beliebige (geschälte) Früchte der Saison, z. B. Erdbeeren, Himbeeren, Orangen, Bananen (außer Ananas und Kiwi) 1–2 TL Fruchtzucker • 4 Kugeln Vanilleeis • 4 EL Kefir oder Joghurt

1 Den Apfelsaft in einen Topf gießen. Die Gelatine hineingeben und quellen lassen. Inzwischen nicht zu schälende Früchte waschen und in 5 bis 10 Millimeter große Würfel schneiden.

2 Den Apfelsaft erhitzen, bis sich die Gelatine aufgelöst hat. Den Topf von der Platte nehmen, Fruchtstücke und Fruchtzucker einrühren. Die Obstmischung in kleine Schälchen oder Tassen füllen und im Kühlschrank in 1 bis 2 Stunden fest werden lassen.

3 Für die Sauce die Eiskugeln in eine Schüssel geben, antauen lassen und Kefir oder Joghurt einrühren. Die Förmchen vor dem Servieren kurz in heißes Wasser tauchen und die Obstgeleetörtchen auf Teller stürzen. Die Vanilleeissauce darüber gießen.

SAUTIERTE ERDBEEREN

Pro Port.: 304 kJ/73 kcal • Chol.: 6 mg
F: 3 g • E: 1 g • KH: 10 g • Ballastst.: 3 g

reicht für 4   dauert 10 Minuten

500 g feste, reife Erdbeeren • 10 g Butter • 1 Prise gemahlener Anis • 1/8 l Orangensaft

1 Die Erdbeeren waschen, putzen und trockentupfen. In einem Stieltopf die Butter aufschäumen lassen, die Erdbeeren hineingeben und 1 bis 2 Minuten unter Schwenken sautieren. Die Beeren portionsweise auf die Teller geben.

2 Anis und Orangensaft in den Topf geben, aufkochen, offen zu Sirup einkochen lassen und über die Früchte geben. Nach Belieben Vanilleeis, Vanille- oder Quarkcreme dazu servieren.

Varianten Auf diese Weise kann man auch Kirschen, Aprikosenhälften oder Pfirsichstücke heiß servieren.

INFO

Ein schlankes Dessert, das auch nach einem etwas üppigeren Essen durchaus noch beglücken kann – nicht zuletzt, weil es durch seinen hohen Gehalt an Basenlieferanten den Stoffwechsel optimal unterstützt.

TIPP

Dieses fruchtig-frische Minigericht können Sie auch sehr gut zum Frühstück, etwa zum Müsli oder auch als Brotbelag, servieren.

ERDBEER QUARK MOUSSE

Pro Port.: 1166 kJ/278 kcal • Chol.: 55 mg
F: 16 g • E: 12 g • KH: 19 g • Ballastst.: 3 g

reicht für 4   dauert 25 Minuten
       kühlt 60 Minuten

4 Blatt weiße Gelatine • 500 g Erdbeeren • 250 g Magerquark • 2 EL Fruchtzucker • 200 g Sahne • einige Blättchen Zitronenmelisse oder Pfefferminze

1 Die Gelatine in kaltem Wasser einweichen. Erdbeeren waschen, putzen und etwa ein Drittel beiseite legen. Die restlichen Beeren mit einem Mixstab pürieren.

2 Die Gelatine ausdrücken und in einem kleinen Topf bei mittlerer Hitze flüssig werden lassen. Den Topf vom Herd nehmen.

3 Das Fruchtpüree portionsweise mit der Gelatine verrühren. Die Fruchtcreme in eine Schüssel geben. Den Quark einrühren und die Masse mit dem Fruchtzucker abschmecken.

4 Sahne schlagen und unterheben. Die Mousse für etwa 1 Stunde in den Kühlschrank stellen, bis sie stichfest ist. Melisse oder Minze waschen und trockentupfen.

5 Mit einem in Wasser getauchten Esslöffel kleine Nocken von der Mousse abstechen und auf Teller geben. Mit den zurückbehaltenen Früchten und Kräuterblättchen garnieren.

SCHOKO MINZ MOUSSE

Pro Port. bei 6: 1508 kJ/360 kcal • Chol.: 91 mg
F: 33 g • E: 3 g • KH: 3 g • Ballastst.: 1 g

reicht für 4–6   dauert 30 Minuten
       kühlt 30 Minuten

2 EL zerkleinerte Pfefferminzblätter (frisch oder getrocknet) • 500 g Sahne 100 g bittere Schokolade (mind. 70 % Kakaoanteil) • 4 EL Mandelblättchen

1 Pfefferminzblätter in ein Tee-Ei geben. Die Sahne erhitzen und die Pfefferminzblätter darin einige Minuten ziehen lassen.

2 Schokolade in Stücke brechen und in der heißen Sahne schmelzen lassen. Die Sahne-Schoko-Mischung im Kühlschrank in etwa 30 Minuten erkalten lassen. Die Mandelblättchen in einer Metallpfanne trockenrösten.

3 Die gekühlte Schokoladenmischung mit dem Rührbesen cremig schlagen. Von der Mousse Nocken abstechen und auf Teller setzen. Mandelblättchen darüber streuen.

Besonders gut schmeckt ein Fruchtpüree aus säuerlichen Johannisbeeren oder Himbeeren zu dem Schoko-Minz-Mousse.

INFO

Gönnen Sie sich mittags zum Espresso ruhig ein Stückchen Schokolade oder ein kleines Dessert. Der in Süßigkeiten enthaltene Zucker fördert die Bildung des Glückshormons Serotonin.

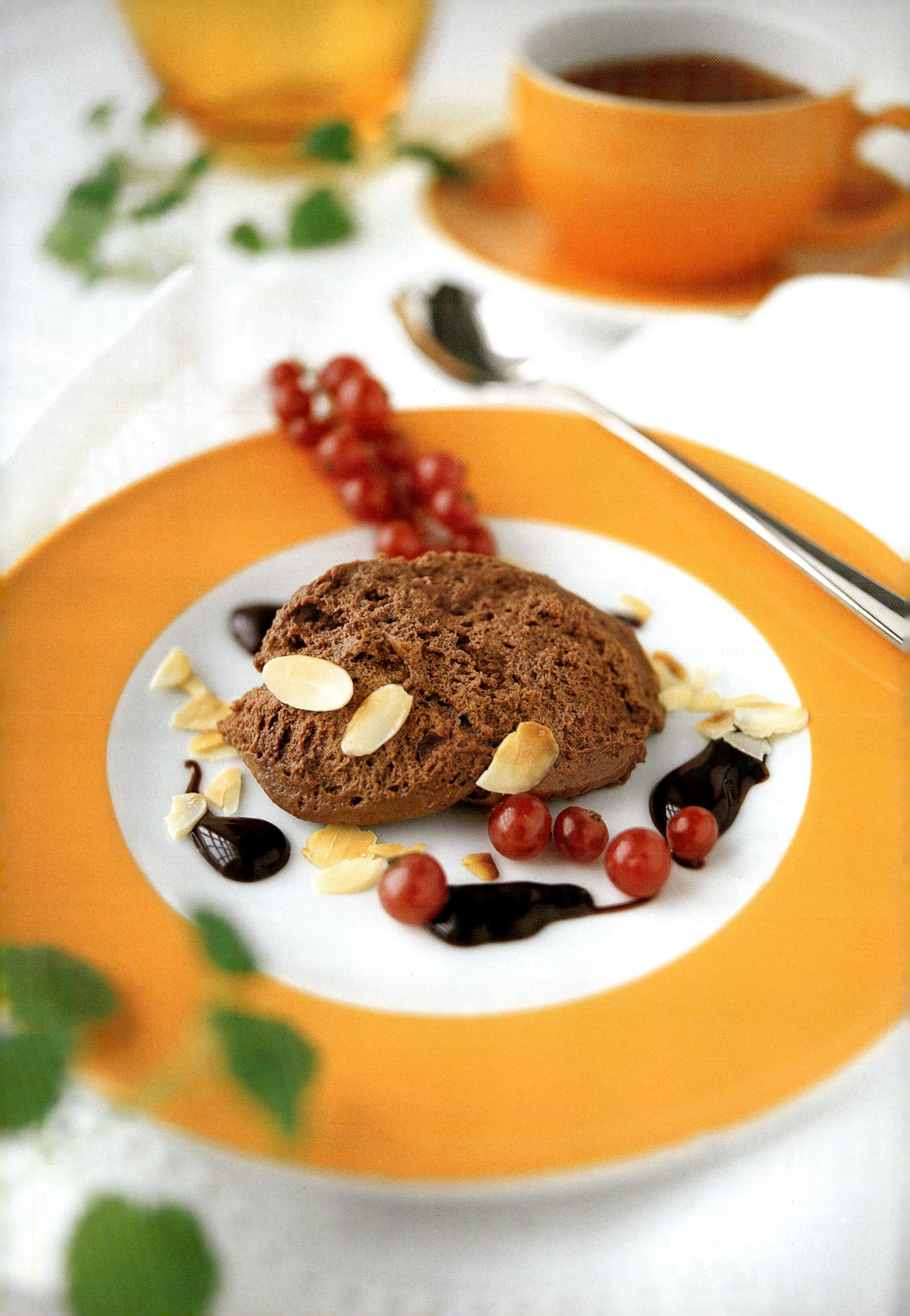

APFELTARTE
MIT RAHMGUSS

**Pro Stück bei 12: 531 kJ/127 kcal • Chol.: 2 mg
F: 5 g • E: 4 g • KH: 15 g • Ballastst.: 2 g**

reicht für eine
Springform von 26 cm   dauert 60 Minuten

für den Teig
**50 g weiche Butter • 25 g Fruchtzucker
50 g Magerquark • 1 Ei • 150 g Dinkelvollkornmehl, sehr fein gemahlen • etwas
Milch nach Bedarf**
für den Guss
**50 g Magerquark oder Crème fraîche
1 Ei • 1–2 EL Milch • 1 Prise Vanille-
und/oder Zimtpulver • 3–4 Äpfel**
für die Form
Butter

1 Butter, Zucker, Quark und Ei in einer Schüssel verrühren. Das Mehl einrühren. Der Teig
soll weich und geschmeidig sein, eventuell noch
etwas Milch zugeben.

2 Den Boden der Form fetten. Den Teig mit
einem nassen Teigschaber auf den Boden der
Form streichen. Den Backofen auf 200 °C
(Umluft 180 °C, Gas Stufe 3–4) vorheizen.

3 Für den Guss Quark, Ei und Milch verrühren,
mit Vanille und/oder Zimt würzen. Die Äpfel
waschen, schälen, vom Kerngehäuse befreien
und in schmale Schnitze schneiden. Den Guss
auf den Teigboden streichen und die Apfel-
scheiben rosettenartig darauf verteilen.

4 Die Apfeltarte auf der mittleren Schiene des
Backofens 30 bis 35 Minuten backen.

Varianten Anstelle der Äpfel können Sie auch
Pfirsiche, Mirabellen oder Pflaumen verwenden.

*Am besten schmeckt die knusprige Apfel-
tarte, wenn sie noch lauwarm ist.*

Dinkel, die Urform des Weizens, wird
von vielen Menschen besser vertragen
als andere Getreide. Er liefert darüber
hinaus essenzielle Aminosäuren sowie
wichtige Mineralstoffe und Vitamine,
die für die Hormonbildung unverzichtbar sind. Dinkelvollkornmehl gibt es
inzwischen sogar im Supermarkt zu
kaufen. Werden die Körner jedoch
erst kurz vor der Verwendung frisch
gemahlen, enthält das Mehl die
größtmögliche Menge an glücksför-
dernden Inhaltsstoffen.

INFO

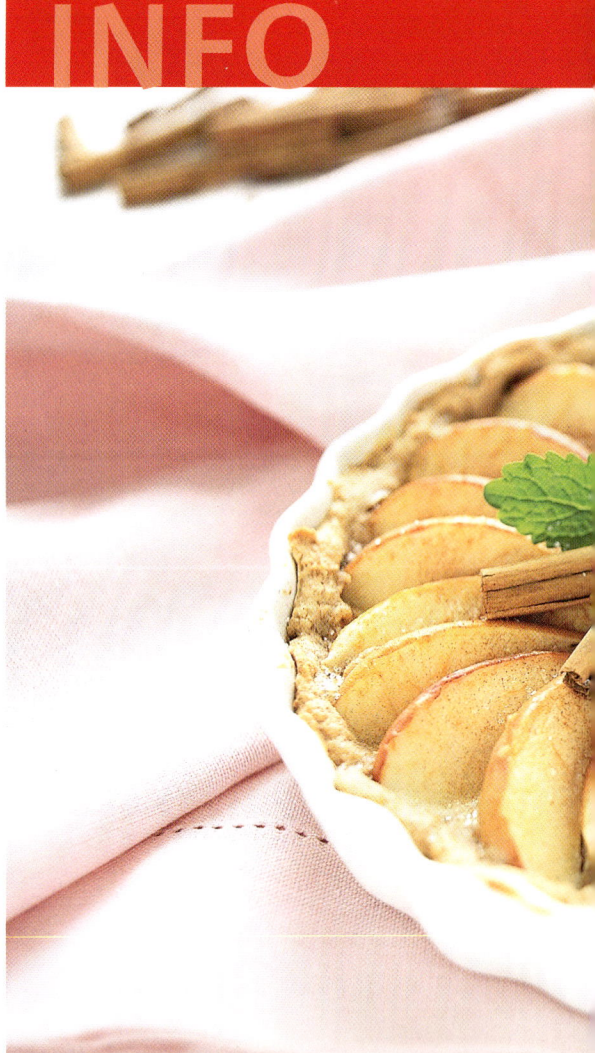

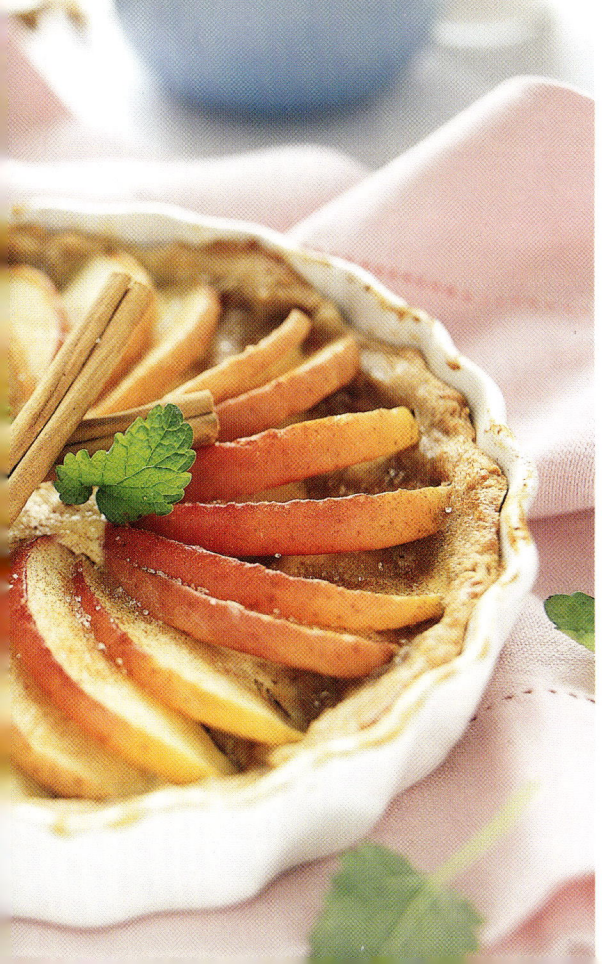

TIPP

Die Teigmenge für den Zwetschen-kuchen ergibt auf dem Blech einen dünnen, knusprigen Teig. Wenn Sie lieber einen dickeren Boden mögen oder ein großes Blechformat haben, bereiten Sie die doppelte Teigmenge zu.

ZWETSCHEN
BLECHKUCHEN

Pro Stück bei 20: 403 kJ/96 kcal • Chol.: 18 mg F: 4 g • E: 3 g • KH: 13 g • Ballastst.: 2 g

reicht für 1 Backblech   dauert 90 Minuten

für den Teig
125 ml lauwarme Milch • 20 g frische Hefe • 1 Ei • 25 g Fruchtzucker • 1 Prise Meersalz • 1 TL abgeriebene Zitronen-schale • 250 g feinst gemahlenes Dinkel-vollkornmehl • 40 g weiche Butter
für den Belag
750–800 g Zwetschen • 20–30 g Man-delblättchen • 1 TL Zimtpulver • 1 TL Fruchtzucker
für das Blech
Butter

1 Für den Teig die Milch in eine Schüssel geben. Hefe zerbröckeln und mit Ei, Fruchtzucker, Salz und Zitronenschale in die Milch rühren. Das Mehl und die Butter in Stückchen zugeben.

2 Alles mit den Knethaken des Rührgerätes zu einem glatten, geschmeidigen Teig verkneten. Der Teig soll glänzen und sich von der Schüssel lösen. Eventuell noch 1 Esslöffel Mehl oder Milch unterkneten. Den Teig mit etwas Mehl bestäuben und zugedeckt etwa 20 Minuten gehen lassen, bis sich das Volumen etwa ver-doppelt hat.

3 Die Zwetschen waschen, längs einschneiden und entsteinen. Das Backblech fetten.

4 Den Teig kurz durchkneten, auf dem Blech mit nassen Händen zu einem gleichmäßig dicken Boden ausdrücken. Den Teig nochmals 5 bis 10 Minuten gehen lassen. Den Backofen auf 190 °C (Umluft 175 °C, Gas Stufe 3) vorheizen.

5 Die Zwetschen dicht an dicht auf den Teig legen, die Mandelblättchen darüber streuen. Den Kuchen auf der mittleren Schiene 30 bis 35 Minuten backen, bis die Ränder goldbraun sind. Den Kuchen auf einem Kuchengitter aus-kühlen lassen. Zimt und Zucker vermischen und über den Kuchen streuen.

NUSSBISKUIT
MIT FRÜCHTEN

Pro Stück bei 12: 745 kJ/178 kcal • Chol.: 40 mg
F: 12 g • E: 5 g • KH: 12 g • Ballastst.: 3 g

reicht für eine
Springform von 26 cm   dauert 60 Minuten

400–500 g Pfirsiche oder Aprikosen
200 g Haselnüsse oder Mandeln • 4 Eier
1 Prise Meersalz • 80 g Fruchtzucker
50 g Sojamehl • 1 TL Backpulver • 1 TL
abgeriebene Zitronenschale
für die Form
Backpapier

1 Etwa 1 Liter Wasser zum Kochen bringen. Die Pfirsiche oder Aprikosen für 1 bis 2 Minuten hineinlegen, dann herausnehmen und die Haut abziehen. Die Früchte halbieren und entsteinen.

2 Backpapier in die Springform einspannen. Den Backofen auf 180 °C (Umluft 160 °C, Gas Stufe 2–3) vorheizen. Die Haselnüsse oder Mandeln fein reiben.

3 Die Eier trennen. Eiweiße mit Salz und 4 bis 5 Esslöffel heißem Wasser zu steifem Schnee schlagen. Nach und nach Zucker und die Eigelbe einrühren, rühren, bis eine feste, cremige Masse entstanden ist.

4 Sojamehl mit Backpulver vermischen und zusammen mit Zitronenschale und Nüssen mit einem Schneebesen unter die Eimasse heben.

5 Teig in die Form füllen und die Fruchthälften rosettenartig darauf verteilen. Den Biskuitkuchen auf der mittleren Schiene des Backofens in 25 bis 30 Minuten hellbraun backen.

SOJA-GEWÜRZ
PLÄTZCHEN

Pro Stück: 333 kJ/80 kcal • Chol.: 24 mg
F: 6 g • E: 3 g • KH: 3 g • Ballastst.: 1 g

reicht für 30 Stück   dauert 45 Minuten

100 g Dinkelvollkornmehl • 25 g Soja-
mehl • 60 g Fruchtzucker • 1 Prise ge-
mahlene Vanille • 1 TL Zimt- oder Nel-
kenpulver • 1/2 TL Backpulver • 1 Prise
Meersalz • 1 unbehandelte Orange
oder Zitrone • 50 g kandierter Ingwer
100 g weiche Butter • 2 Eier
für das Blech
Backpapier
zum Verzieren
50 g Halbbitterkuvertüre

1 Dinkel- und Sojamehl, Zucker, Vanille, Zimt- oder Nelkenpulver, Backpulver und Salz in einer Schüssel vermischen.

2 Orange oder Zitrone heiß abwaschen, abtrocknen, die Schale abreiben. Den Ingwer sehr fein würfeln. Zitrusschale, Ingwer, Butter und Eier in die Schüssel zur Mehlmischung geben und alles zu einem geschmeidigen Teig verrühren. Den Backofen auf 190 °C (Umluft 175 °C, Gas Stufe 3) vorheizen.

3 Ein Blech mit Backpapier belegen. Mit zwei Teelöffeln kleine Teigportionen mit reichlich Abstand auf das Blech setzen. Die Plätzchen auf der mittleren Schiene 15 bis 20 Minuten goldbraun backen.

4 Plätzchen auf einem Kuchengitter abkühlen lassen. Die Kuvertüre schmelzen und in dünnen Streifen über die Plätzchen laufen lassen.

INFO

Nüsse liefern wertvolle pflanzliche Fette, die für die Optimierung der Fettverwertung notwendig sind.

INFO

Vollkornmehle sind Talente in Sachen Glücksernährung: Sie enthalten alle Grundstoffe für die Glückshormone.

HAFERKEKSE MIT MANDELN

Pro Stück: 256 kJ/61 kcal • Chol.: 7 mg
F: 4 g • E: 1 g • KH: 5 g • Ballastst.: 1 g

reicht für etwa 40 Stück   dauert 45 Minuten
                            ruht 30 Minuten

**100 g feine Vollkornhaferflocken • 100 g
weiche Butter • 40 g Fruchtzucker
40 g brauner Zucker • 1/2 TL gemahlene
Vanille • Meersalz • 25 g Mandeln
100 g Dinkelvollkornmehl • 2 EL Milch
oder 2 EL Mandellikör • 3 EL Sahne
50–100 g ganze Mandeln
für das Blech
Backpapier oder Fett**

1 Die Flocken leicht rösten. Butter mit Zucker,
Vanille und 1 Prise Salz in eine Schüssel geben.
Mandeln fein reiben, Haferflocken und Mehl
dazugeben. Milch oder Likör zufügen, alles zu
einem geschmeidigen Teig verkneten.

2 Aus der Teigmasse zwei Rollen von 3 Zentimeter Durchmesser formen, in Frischhaltefolie
gewickelt für etwa 30 Minuten kühl stellen.

3 Den Backofen auf 180 °C (Umluft 160 °C,
Gas Stufe 2–3) vorheizen. Ein Blech mit Backpapier auslegen oder einfetten. Von den Teig-
rollen knapp 1 Zentimeter dicke Scheiben
abschneiden. Diese mit etwas Abstand zu-
einander auf das Blech legen, mit Sahne bestreichen, je 1 Mandel in die Mitte drücken.

4 Die Kekse im Backofen auf der mittleren
Schiene 10 bis 12 Minuten backen, bis die
Ränder zu bräunen beginnen, auf einem
Kuchengitter auskühlen lassen.

INFO

Die Haferkekse bekommen durch den
Hafer Biotin, das die Haut von innen
pflegt – so kann man sich in seiner
Haut so richtig wohl fühlen.

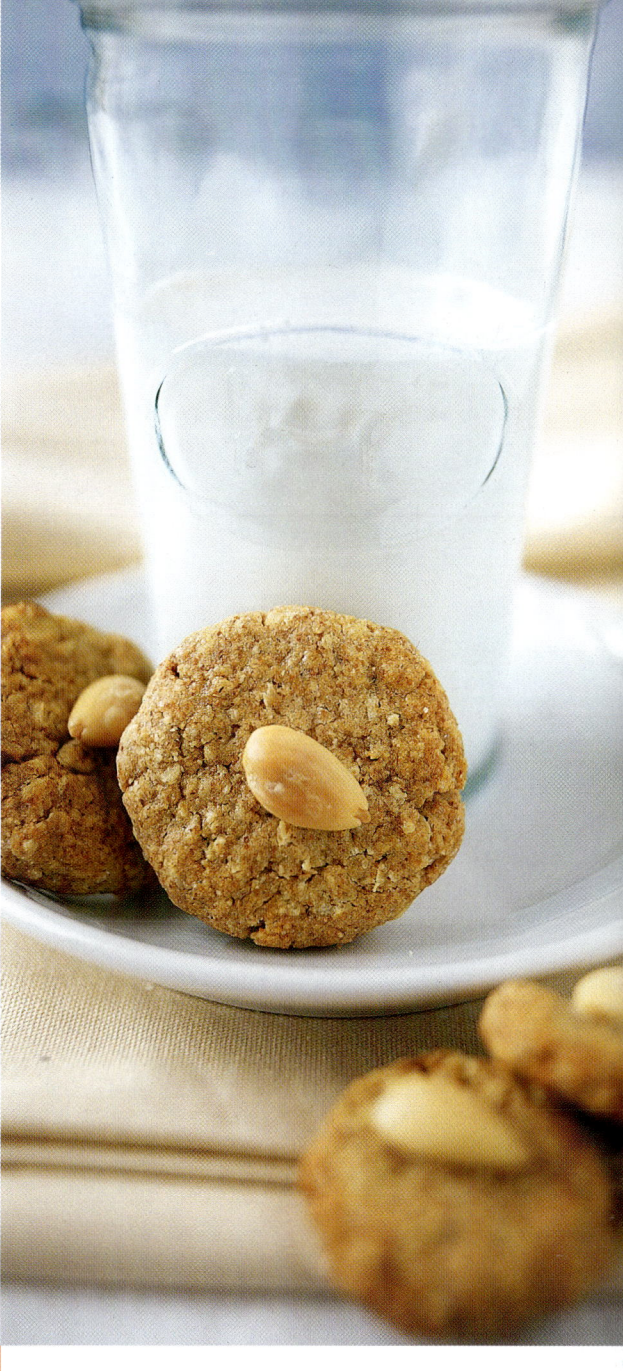

*Die Milch zu den Haferkeksen liefert be-
sonders viel Eiweiß und Kalzium – beste
Voraussetzungen für die Bildung von
Glückshormonen.*

Register

Die Autorin

Johanna Handschmann war lange Jahre Hauswirtschaftslehrerin und Fachschulrätin. Heute lebt und arbeitet sie als freie Autorin in der Nähe vom Bodensee. Sie hat bereits viele Kochbücher veröffentlicht und ist vor allem als Fachautorin zu den Themen »Gesunde Küche« und »Trennkost« in Erscheinung getreten.

Die Fotografin

Antje Plewinski machte sich nach erfolgreichem Abschluss ihres Fotodesignstudiums als Fotografin selbstständig. Durch Auslandsaufenthalte in Kanada und Australien sammelte sie viel Erfahrung im Bereich der Werbefotografie, Food und Stillife. 1996 gründete sie ihr eigenes Fotostudio in Berlin und spezialisierte sich durch ihre Liebe zu kulinarischen Genüssen sehr schnell auf die Foodfotografie. Dort arbeitet sie erfolgreich für ihre Kunden aus der Werbung und für Verlage.

Bildnachweis

Alle Bilder stammen von Antje Plewinski (Foodstyling Alexandra Huschke), mit Ausnahme von Jump, Hamburg: 6/7 (Katharina Axelson), 13 (Kristiane Vey); Picture Press, Hamburg: U1 o. (Bokelberg); Südwest Verlag, München: 2/3, 21 (Antje Plewinski), 8/9, 48 (Michael Holz), 10 (Klaus Arras), 17 (Ingolf Hatz), 26, 40, 41, 50 (Peter v. Felbert/Anne Eickenberg), 34 (Michael Nagy), 77 (Jump/K. Vey); The Image Bank, München: 79 (Romilly Lockyer); Zefa, Düsseldorf: 24 (Emely), 76 (H. van den Heuvel), U4 u.

Hinweis

Das vorliegende Buch ist sorgfältig erarbeitet worden. Dennoch erfolgen alle Angaben ohne Gewähr. Weder Autorin noch Verlag können für eventuelle Nachteile oder Schäden, die aus den im Buch gemachten praktischen Hinweisen resultieren, eine Haftung übernehmen.

Impressum

Südwest Verlag
Südwest ist ein Verlag des Verlagshauses Ullstein Heyne List GmbH & Co. KG
© 2003 Ullstein Heyne List Verlag GmbH & Co. KG, München
Alle Rechte vorbehalten. Nachdruck – auch auszugsweise – nur mit Genehmigung des Verlags.

Lektorat
Claudia Schmidt
Redaktionsleitung
Susanne Kirstein
Bildredaktion
Sabine Kestler
Foodfotografie
Antje Plewinski
Produktion
Angelika Kerscher, Gabriele Kutscha
Umschlagkonzeption
Lohmüller Werbeagentur, Berlin
Gestaltung Innenseiten
Eva Maria Salzgeber, München
DTP, Satz, Umschlag
Jan-Dirk Hansen
Druck und Bindung
Uhl, Radolfzell
Litho
Repro Ludwig, A-Zell am See

Printed in Germany
ISBN 3-517-06670-2